いのちを守る水分補給

熱中症・脱水症はこうして防ぐ

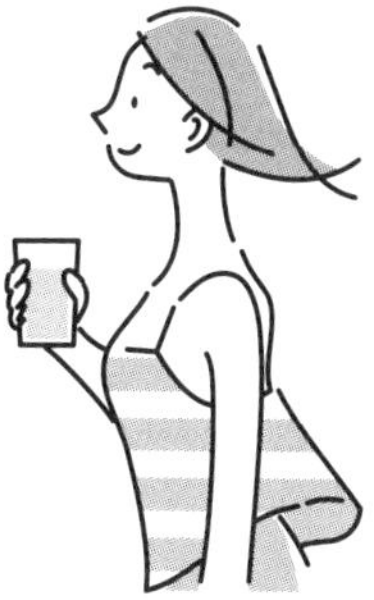

神奈川県済生会横浜市東部病院
患者支援センター長
医学博士
谷口英喜

Life-saving rehydration

評言社

はじめに――水分管理は健康に直結する

私たちのからだの大部分を占めている物質が水分（体液）です。

生まれたての赤ちゃんは体重の8割が水分で、年齢とともに水分量は減少して、乳幼児では7割に、成人では6割に、高齢者では5割にまで、そして死を迎える頃には3割にまで低下していきます。あたかも、人間の寿命が水分の量に依存するかのようでもあります。

じつは、からだの水分量が年齢相当に一定に保たれていて初めて健康なからだが維持できるのです。水分が多すぎても少なすぎても生命活動に障害が生じます。

さて、この水分量を維持する方法が日頃の水分管理です。

私たちは健康維持や生活習慣病の予防のために、食事に気をつけたり、栄養価の高い食材を食べたり、サプリメントを飲んだり、塩分やアルコールを控えたりしています。

しかし、飲水に関して気をつかっているでしょうか。

どんな飲料を、どれくらいの量を、どのタイミングで摂取したらよいのか。それらを論理的にかつ科学的根拠に基づき学ぶ学問が〝飲水学〟です。

「飲水学」は私が考案した名称で、本書を通じて初めて世の中に発信する言葉です。私たちのからだにとって、とても大事な知識でもあるにもかかわらず、これまで飲水学を学ぶ機会はありませんでした。

私は、現役の麻酔科医です。手術中の水分管理を日々実施しています。いつも感じることは、水分管理の奥深さです。

どんな薬や栄養剤よりも、適切な水分管理を施すことで、患者さんが元気になっていく姿を目の当たりにしています。痛みだって吐き気だって水分管理で軽減することができるのです。この水分管理の適切・不適切は生死にかかわるのです。

麻酔科医になって30年が経つ今だからこそ、日常生活でも、病気予防のときにでも、そして病気になったときにでも役に立つ水分補給方法、すなわち〝飲水学〟を本書で伝授します。状況に応じた適切な飲料の選び方・使い方を知れば、誰でも適切な水分補給が可能です。

本書は第1章から第5章で構成されています。1章から3章が健康な人への水分補給法、４章、５章は脱水症になったときの水分補給法です。

そして「おわりに」に私がライフワークとしてきた術前経口補水療法について書きました。私が、経口補水療法の専門家と名乗れるようになった起源でもあります。

また巻末に、付録として「あなたの水分管理チェックシート」を掲載しました。体調がよいときに「健常時」のシートに記入しておいてください。体調が悪くなったとき、「体調不良時」シートの各項目を埋めてみると、脱水症かどうかの判断に役立ちます。

さあ、一緒に、老若男女を問わずどんなときにでも役に立つ飲水学について学んでいきましょう。飲水学は、あなたの一生を変えるかもしれない、大切な知識・スキル・財産となることでしょう。

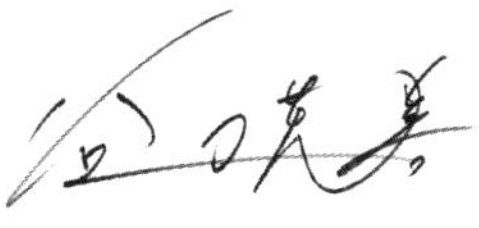

いのちを守る水分補給――目次

第1章

誤った水分補給をするとどうなるか？

人体の約60％は水分です（成人の場合）。この水分が体液となって全身を駆け巡り、酸素や栄養素を運んだり、二酸化炭素や老廃物を体外に排出したりするのに大切な役割を担っています。

極論ですが、水分をまったく摂取しないと人間のからだは機能せず死んでしまいます。食事や飲料から水分を摂取することで人間のからだは維持できているのです。また、水分のとり方は健康に大きく影響します。

食事以外の水分補給は「スポーツドリンクがいい」「お茶がいい」「常温の水がいい」とか、薬局などで売っている「経口補水液が最適」などと、人それぞれの好みで水分補給をする……はっきり言います。

これは大変危険です！

第1章ではまず、間違った水分補給をすることの危険性と健康リスクについてお話しましょう。

01 ペットボトル1本の水で、人は病気にも健康にもなる

体内の水分の働きはたくさんありますが、その1つに「体温のコントロール」があります。

ヒトは、体温を常に一定に保つ恒温動物です。体温のコントロールができないと生きていけません。平熱は36〜37度ぐらいの体温ですが、これが2〜3度高くなって38〜39度になるとからだがうまく機能しません。逆に33度以下になると、筋肉や脳、神経機能が麻痺して動けなくなってしまいます。

私たちのからだでは常にエネルギー（熱）が産生されています。例えば、からだを動かしたときや食事をしたときなどです。食事をとると、体内に吸収された栄養素が分解され、その一部がエネルギーとなって消費されます。食事のエネルギーのうち、約10％程度が熱を産生すると考えられています。これらの熱は体温を上昇させることになるの

で、私たちのからだでは体温を一定にコントロールする機能が働くのです。

ヒトには体温を一定に保つ機能がある

ヒトは恒温動物なので、常に体温を36〜37度前後に維持するように体温コントロール機能が働いています。例えば、体温が上昇したときには、発汗で体温を低下させることが知られています。

しかし、私たちは辛いものや熱々の食べ物を食べたりしない限り、食後に発汗を感じることは少ないでしょう。それでは、どのようにして体温を下げているのでしょうか。

体温コントロールの主役は血液の移動だった

じつは、私たちのからだで体温コントロールは、発汗に加え血液の移動によって行われています。その割合は、通常時は発汗25％に対して、血液の移動は75％にも相当します。

つまり、発汗は体温コントロールの主役ではなかったのです。

ただし、運動時にはその比率が変化して、発汗80％に対して血液の移動が20％となり

体温コントロールにおける水分補給の重要性

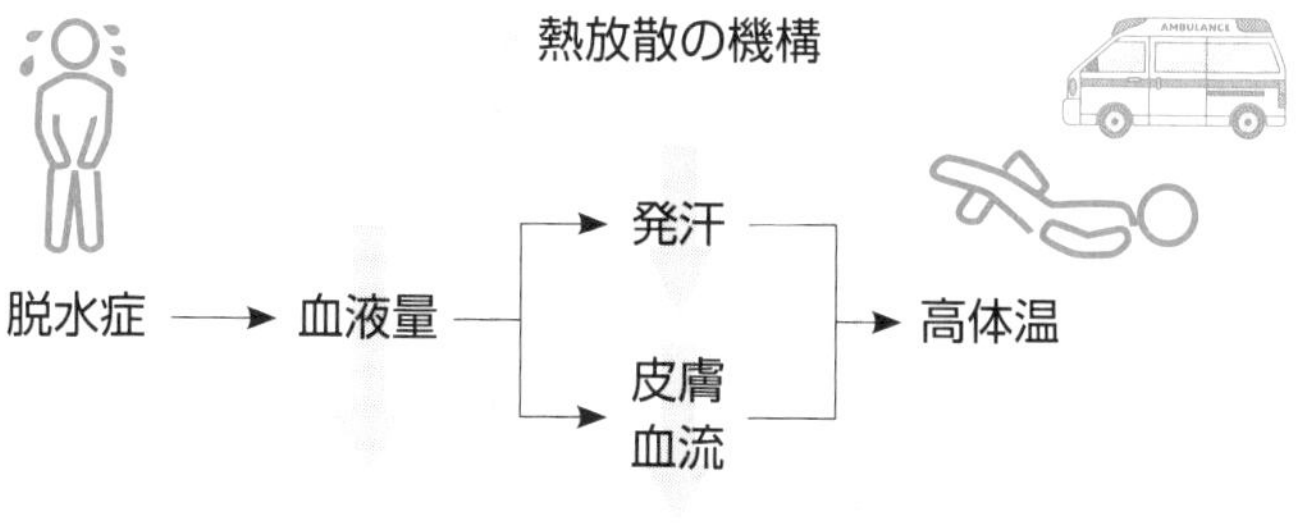

脱水症になると熱放散ができず異常高体温となる

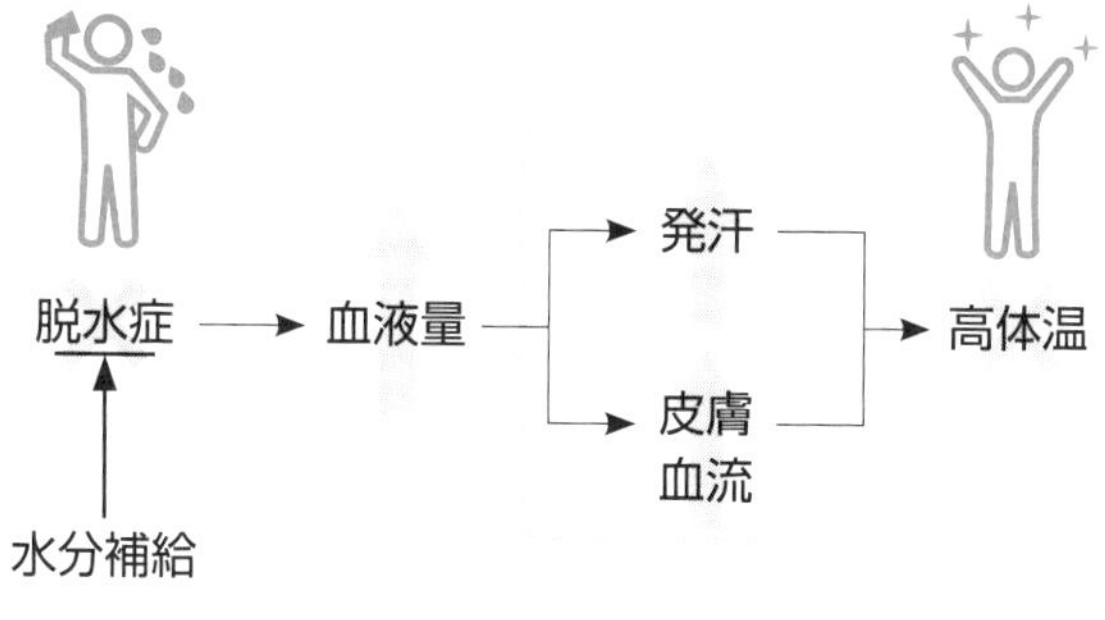

十分な水分補給により高体温になるのを防ぐ

ます。運動時は発汗により体温コントロールが行われていることになります。

いずれにしても、体液（汗、血液など）が減少すると体温コントロールが破綻することが理解できます。体温コントロール機能を維持するには、十分な水分補給が欠かせないのです。

●体温を下げるとき

前述のように、体温をコントロールするのは主に血液の移動によってですが、通常時は、心拍出量（1分間に心臓から全身に送り出される血液の量。成人の心拍出量はおよそ5リットル）の5％が皮膚血流として流れています。

体温が上昇すると、体表面の血管が拡張します（自律神経のうちの副交感神経の働きによる）。すると皮膚の血流は、心拍出量の25％にまで増加して体温を放熱してくれます。外見的には皮膚が赤みをおびて火照ってきます。

私たちが食後に汗をかかなくても高体温にならない理由は、血液の体表面への移動による体温コントロールができているからなのです。

体温を下げるメカニズム

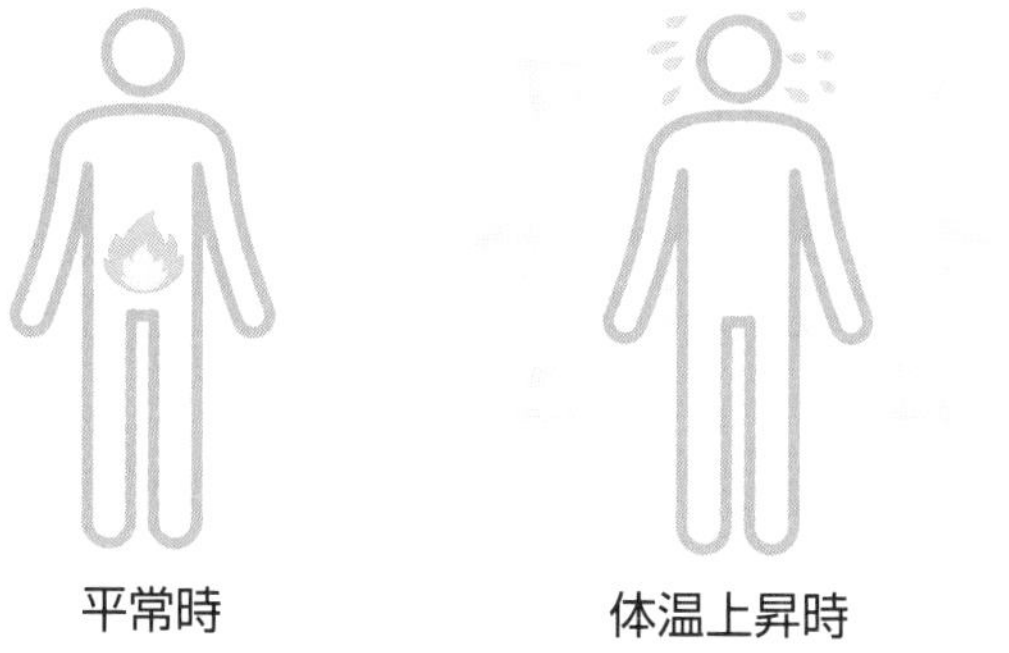

皮膚からの放熱

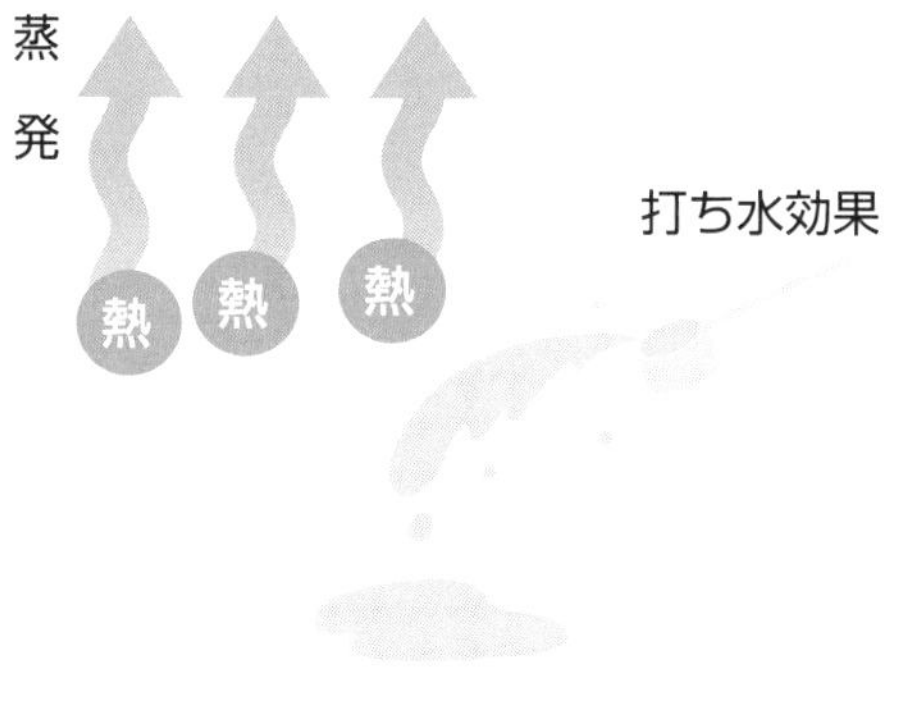

発汗による放熱

●熱中症の原因には睡眠不足もある

皮膚の血管拡張による血液の移動、そして発汗、ともに自律神経によってコントロールされています。自律神経を活発化させるには十分な睡眠と休養、そして規則正しい食生活を送ることが必要です。

熱中症の要因の1つに睡眠不足があります。睡眠不足によって自律神経がうまく機能せずに、体温コントロールが破綻した結果、熱中症を発症するのです。

自律神経には交感神経と副交感神経の2種類があります。皮膚の血管に対しては、交感神経は皮膚の血管を収縮させ、副交感神経は拡張させます。したがって、暑い環境に置かれたら、からだは皮膚の血管を拡張させ、からだの中で温度の高くなった血流を皮膚に移動させます。そして、からだは皮膚から体外へ放熱して体温を下げるのです。

だから、睡眠不足は、熱中症の一因となるのです。

●体温を下げるためには冷たい飲みものよりも量をとることが効果的

38度を超えるような異常な高体温のときには、体温を下げるために冷たいものを飲みます。しかしその効果は一時的で、冷たい飲料の摂取を止めるとすぐに体温は再上昇を始めます。

大切なことは、からだに十分な水分があり自律神経が迅速に機能することで発汗と皮膚血管の拡張が起こり、体温をコントロールしてくれることです。

このためにも、体温コントロールには十分な水分摂取が大切なことがわかります。無理して冷たい飲料を飲むよりは、飲みやすい温度の飲料をたくさんとるほうが体温を下げる効果が期待できるでしょう。

このように、体温のコントロールという生命活動の維持に重要な働きをするのも、体内でしっかりと自律神経による水分調節が行われているからなのです。

Key message

- 体温コントロールのためには十分な水分補給が必要。
- 体温を下げるには、冷たい飲料をとるよりも、飲みやすい適温の飲料を十分にとることが大事。

02 脱水症・熱中症を侮ってはいけない

体内の水分が不足して体温コントロール機能が破綻すると、熱が体内にこもり、体温が上昇します。

これが熱中症です。第4章、第5章で詳しく解説しますが、体温が上昇することはタンパク質の変性を起こすので、タンパク質からできている臓器や筋肉は変性して、生命活動は危機に瀕します。

熱中症にとどまらず、細胞死が起こると、二度と回復が不可能な状態になります。

熱中症は炎天下での運動など非日常的な環境で発症しやすいことが知られています。一方、高齢者は日常

体温上昇により起こる臓器障害

体温	症状
40℃	この体温までは、臓器に及ぼす影響は少ない
41℃	呼吸困難・中等度の意識障害・中等度の血圧低下
41.5℃	ミトコンドリアの酸化的リン酸化障害（多臓器不全）
42℃	脳波の徐波化または平坦化（脳がほとんど機能しなくなる状態）・高度の意識障害・高度の血圧低下
44℃	細胞死（臓器障害が回復不能になる）

体温が42℃を超えると危険

生活や熱帯夜にエアコンを使用せずに寝ているうちに発症することがあります。

脱水症と熱中症の違い

私はよく、脱水症と熱中症の関係を説明してくださいと質問されます。確かに、熱中症は、脱水症＋異常高体温という病態から成り立っています。つまり、熱中症が病名であり、熱中症の1つの症状・病態が脱水症なのです。

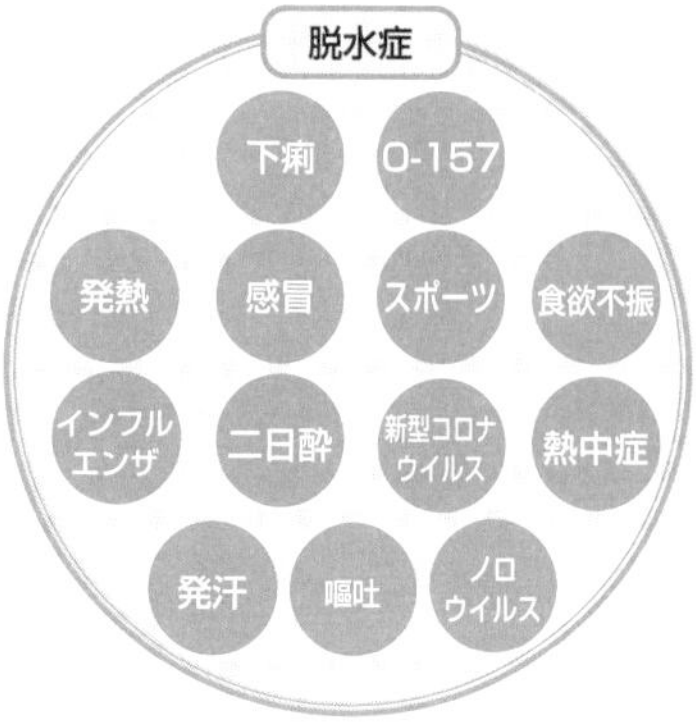

図にあるように、脱水症はさまざまな病名の一病態として出現します。したがって、脱水症を制すれば、たくさんの病気に対策が打てるのです。

Key message

- 「熱中症」は病名であり、「脱水症」はその症状の1つである。
- 体温が高温になるとタンパク質が変性し、臓器や筋肉が重大な変性を起こす。

03 水分不足で起こる病気が「脱水症」

食事や飲料の摂取が少なく水分が不足したり、大汗をかいたり下痢をしたりして体液が減少しすぎたら、からだはどうなるでしょうか?

からだの体液量が減少したら、体液の3つの働きが障害されるので、生命維持活動に大きな支障が生じます。

この生命活動に支障が生じた病態が「脱水症」です。脱水症を理解するためにも、体液量が減少した場合の影響を考えてみましょう。

血管の周囲には組織間液が位置して、細胞内との物質往来の橋渡し役をしています。血管と組織間液を併せて「細胞外液」と呼びます。

血管の中に入った栄養素や酸素は、組織間液を移動して細胞内に到達します。細胞内では代謝が起こり、栄養素と酸素を利用してエネルギーを産生します。

その副産物・老廃物として水（代謝水）と二酸化炭素が生じます。これらは、組織間液を通して再び血管内に戻されます。

そして、水は尿・便として、二酸化炭素は肺から呼気として排出されます。

また、産生されたエネルギーも余剰が生じるので、体液による体温コントロールが働き放熱されます。

●体液が減少すると……

体液が減少した状態になると、前述のような物質の往来が減少して、細胞に必要な栄養素や酸素が運び込まれません。

老廃物も細胞外に運び出すことができなくなってしまいます。

さらには、余剰になったエネルギーを放熱できなくなります。

これらの結果から、細胞内における代謝の障害、老廃物の貯留、体温の上昇が起こり、生命活動に支障が生じてしまうわけです。

●脱水症の症状

具体的には、どのような症状として現れるのでしょうか。

正常

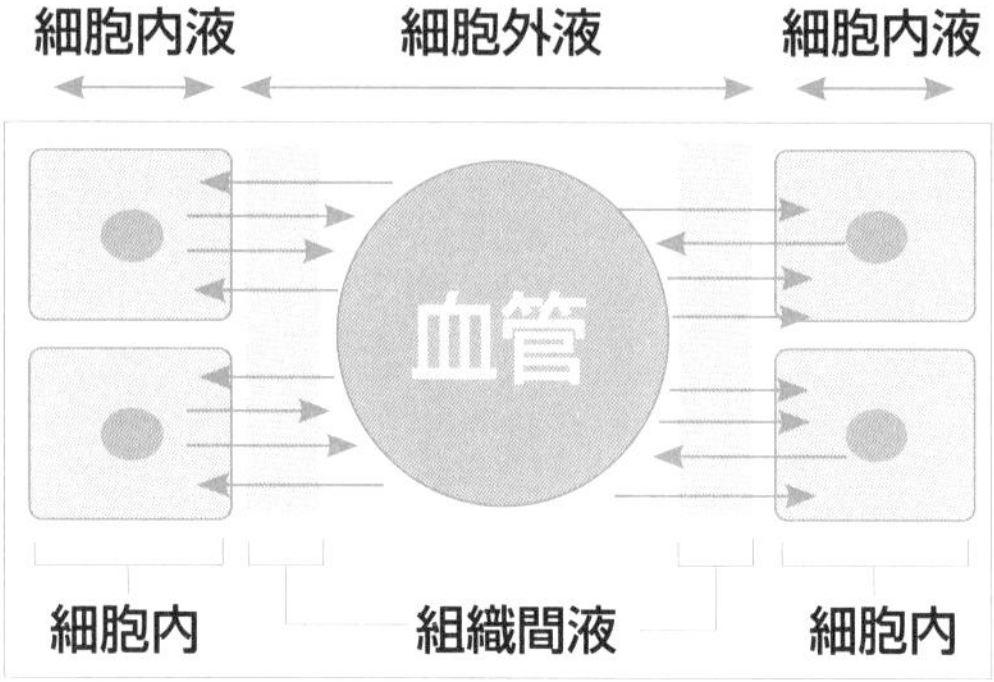

体液量が正常な場合は物質の往来が多くある

脱水症

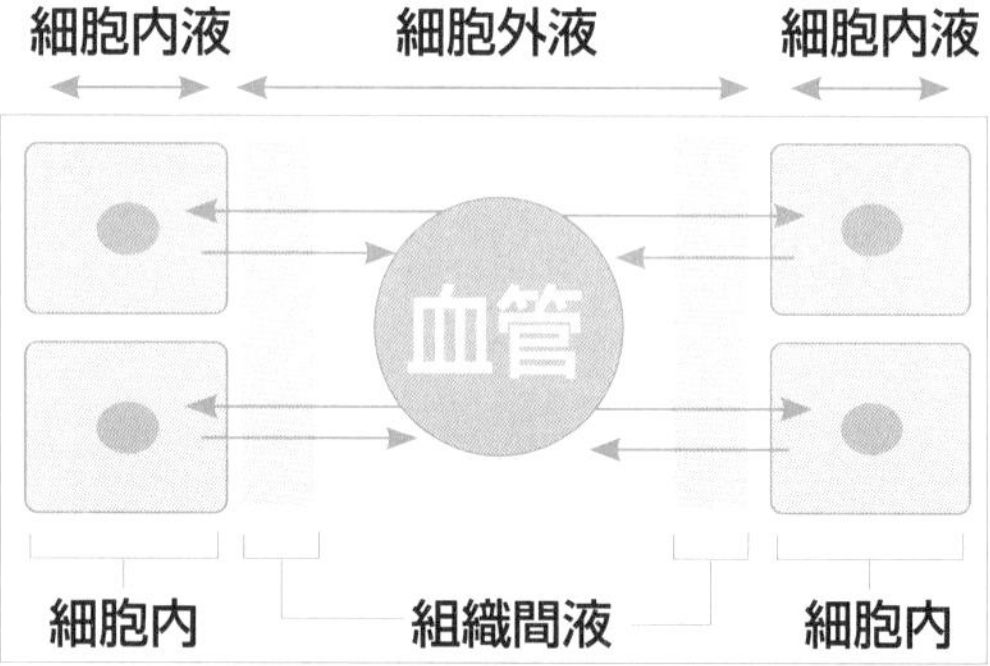

体液量が減少した脱水症では、
物質の往来が少なくなる

❶栄養素や酸素が運び込まれない――細胞内での代謝が滞ってしまい、エネルギーが生み出されません。その結果、あらゆる生命活動に支障が生じます。パフォーマンスや集中力の低下に始まり、眠気と疲労感を感じます。ひどくなると心臓を動かしたり呼吸をしたりするエネルギーまで不足してしまいます。

❷老廃物が運び出されない――細胞内に二酸化炭素が蓄積すると、血液のpHが酸性に傾き「アシドーシス」になります。アシドーシスを起こすと、さらに負の連鎖が起き代謝が障害されます。血圧も低下して、酸素を利用できなくなって、新たな老廃物であるケトン体が生じます。これも疲労感や体調不良として現れます。

❸代謝で生じた水が細胞内に貯留する――「細胞浮腫」を起こします。その結果として、細胞の構築が保たれなくなり、細胞の機能も低下してしまいます。症状としては、むくみや臓器血流不足によるさまざまな臓器の機能不全です。

Key message

体液量が減少すると、生命維持活動に支障が生じる。初期症状は疲労感。

04 水分のとりすぎで起こる病気

体液が基準値よりも減少した状態が「脱水症」です。増加した場合は「溢水症《いっすい》」と呼ばれます。体液が多ければからだによいというわけではなく、多すぎてもむしろ有害になるのです。

●溢水症は物質の往来を妨げる

溢水症とは、体液が過剰になり、血管の外である組織間液や細胞内に水分が漏れ出て浮腫を生じた状態をさします。

健常時には、体内では血管内―組織間液―細胞内における物質の往来が行われています。

1960年に発表された論文では、細胞外液の血管内を「ファーストスペース（第1

体液量が過剰な溢水時に生じる浮腫と物質の往来障害

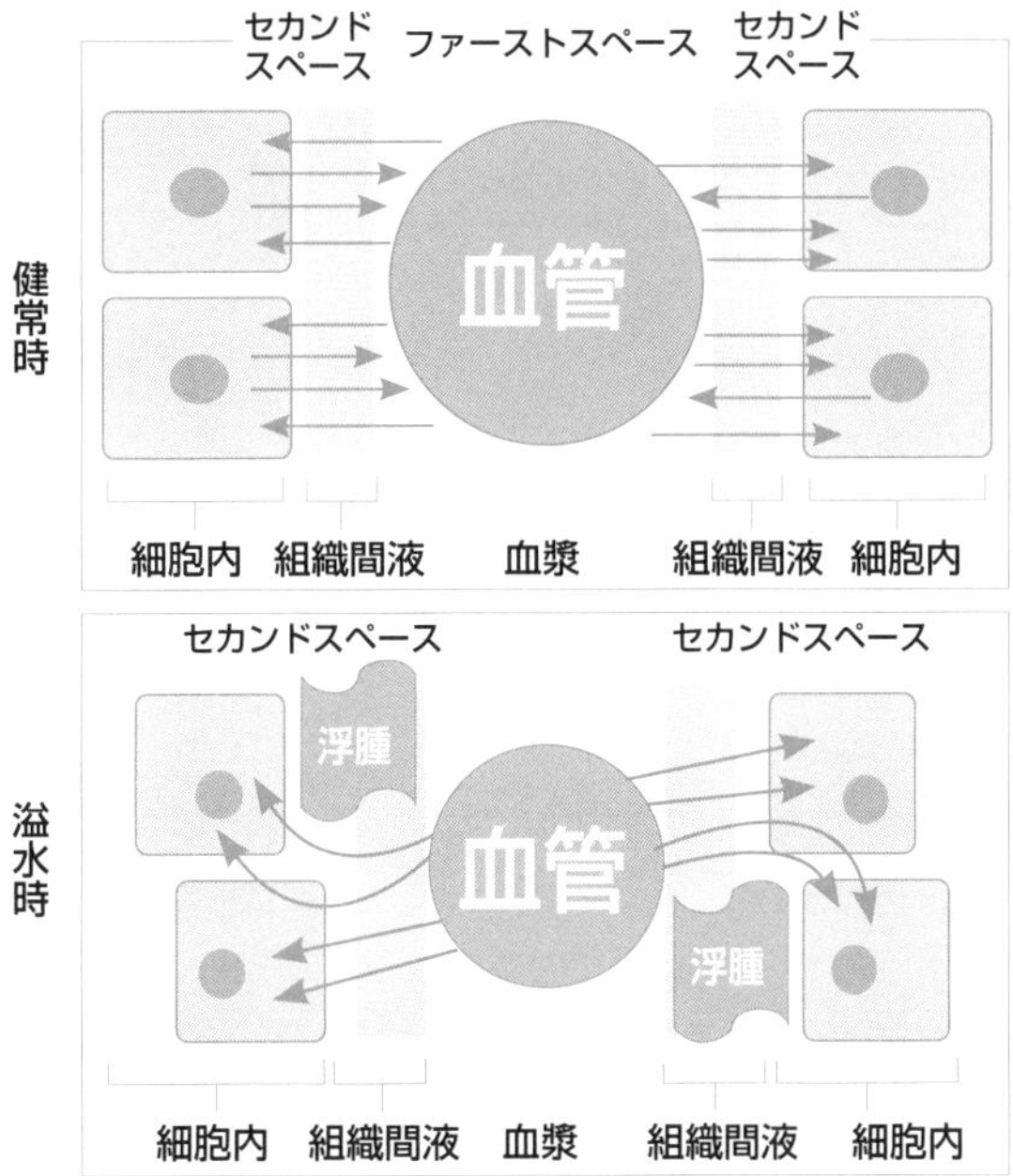

浮腫＝サードスペース

の間隙)」、細胞外液において血管内と水分の出入りが可能な部分を「セカンドスペース（第２の間隙)」、不可能な部分を「サードスペース（第３の間隙)」と呼称しました。

溢水時になると、第３のスペース＝サードスペースができますが、これはいわゆる「間質の浮腫」のことです。

間質とは臓器間の多種多様な細胞（血管、神経、繊維質など）で、浮腫はむくみのことです。

溢水時にはサードスペース

足のむくみ（下腿浮腫）

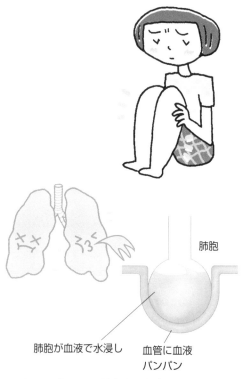

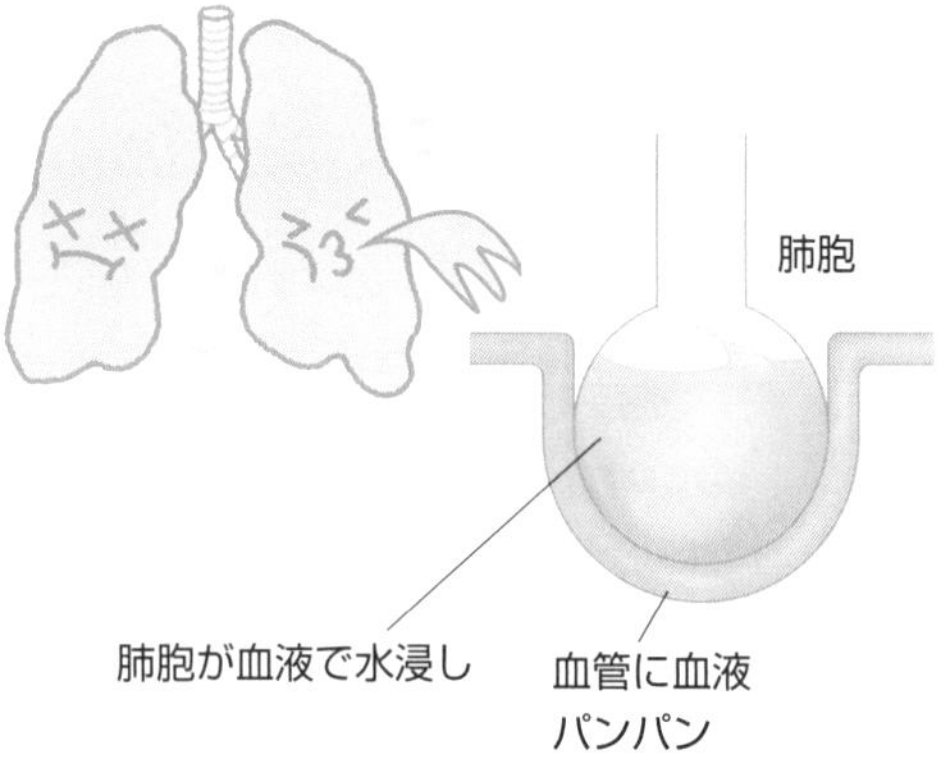

肺胞が血液で水浸し
血管に血液
パンパン
むくみがあると、酸素をからだに取り込めない

肺水腫のときの肺と肺胞イメージ

が生じ、このスペースにある体液は役に立たないばかりか、物質の往来を妨げます。血管内の体液も減少するので血行不全が生じます（図）。

●全身に浮腫が生じ、体重が増える

具体的な症状としては、全身の水分が多いことから、全身に浮腫が生じ、体重が増えます。そして、浮腫は下腿をはじめ、眼瞼、腹部、背部などに出現します。

重症化すると、肺の浮腫である「肺水腫」、心臓に過剰な水分負荷が生じた「心不全」が出現します。

●浮腫は肺や心臓に致命的なダメージを与える

溢水というのは単なるむくみだけの場合から、肺や心臓に致命的なダメージを及ぼすこともある病態です。体液は多すぎても少なすぎても生命活動に障害を与えるのです。例えば、水分を過剰に摂取しすぎた場合でも溢水症は起こります。次に解説する水中毒も溢水症に分類されます。

Key message

体液過剰は溢水症を起こし、生命の危機に瀕する可能性あり。

05 水ばかり飲んでいると「水中毒」になる

「水中毒」という言葉をご存知でしょうか。

水分補給には水が適しているのですが、水だけをたくさん飲んでいると水中毒という病気になる危険性があります。

水中毒とは、もともとは精神疾患を有した患者が水を大量に（5～10リットル程度）飲水することにより生じる「希釈性低ナトリウム血症」の症状のことです。

食事をとらずに水ばかり飲んでいると、体液が薄まってしまい、危険な状態になるのです。いわゆる水のみダイエットでも起きることがあります。

体液が薄まると、塩分（ナトリウムイオン）濃度も薄まり、意識がもうろうとしたり、けいれんを起こしたりする水中毒と呼ばれる状態になります。

重症化すると脳浮腫、肺水腫および心不全を起こし、死に至ることもあるのです。

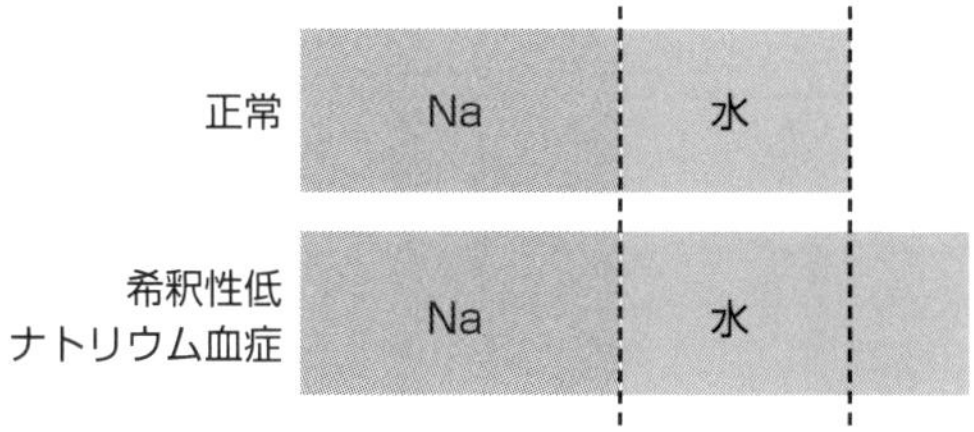

希釈性低ナトリウム血症では体内のナトリウムイオン（Na）の量は変わらない。
しかし、水が多くなるので、ナトリウムイオン濃度は相対的に薄まる。（図の横軸は量を示す）

●1時間に1リットル以上の水を飲んではいけない

理論的には、人間の腎臓がもつ最大の利尿速度は毎分16ミリリットル（1時間に960ミリリットル）であるため、これを超える速度で水分を摂取すると体液希釈が起きるとされています。

よく見られるシチュエーションとしては、

❶スポーツで大汗をかいたのに真水ばかりを大量に摂取
❷ダイエットの空腹を紛らわすために真水を大量に摂取（水飲みダイエット）
❸下痢や嘔吐の水分補給に真水ばかりを大量に摂取

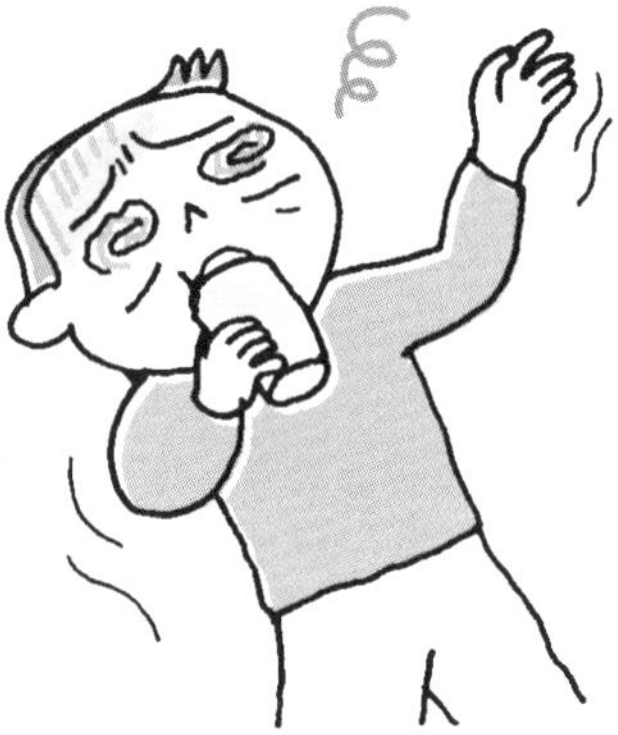

水分補給として、真水ばかりを大量に（1時間に1リットル以上）摂取することは避けるべきです。

水中毒は、塩分が含まれた食事や飲料を摂取することで防ぐことができます。

水中毒の治療は、軽症ならば塩分を投与したり、経口補水液を摂取したりすることでも改善されます。

意識障害や血圧低下などがある場合には、専門医療機関での治療が必要です。利尿薬と輸液療法の併用、場合によっては透析が必要なこともあります。

Key message

- 水分補給＝大量の飲水と短絡的に考えるのは大変危険。水中毒で、いのちを失うことも。
- 1時間に1リットルの真水だけをとるのは避けよう。

06 スポーツドリンクばかり飲んでいるとどうなる？

よく「経口補水液とかスポーツドリンクをふだんから水分補給として飲んだほうがよいのでしょうか？」という質問をされます。

その答えは「健常時なら水やお茶でも十分な水分補給になります」となります。ただし、水ばかり飲んでいると、前述のようにいわゆる水中毒になる危険があります。それには次のような理由があるからです。

●水分補給の基本は食事から

「水分補給の基本は食事からとりましょう」というのが大原則です。のちに詳しく解説しますが、食事をしっかりとっていれば、1日に必要な水分量の半分を水分としてとります。その水分の種類については、水やお茶で十分と考えてください。

食事がしっかりとれていれば、食事中に含まれている電解質や糖分で十分に必要成分をまかなえます。

経口補水液やスポーツドリンクにはたくさんの電解質や糖分が含まれているので、食事に加えて摂取すると塩分や糖分の過剰摂取をまねきます。その結果、血糖値が上昇したり、塩分過多で血圧が上昇したりする危険性が増します。

理想的な水分補給方法は、栄養価の高い食事を十分にとって、合間に水やお茶で水分補給することです。

子どもの水筒にはお茶か水を

夏になると保護者の皆さんは、子ども達の水筒に何を入れるか迷うことでしょう。その答えも「水かお茶」で大丈夫なのです。

スポーツドリンクを入れたくなる気持ちもわかります。しかし、糖分濃度が高い飲料はむし歯の原因になったり、血糖値を上昇させたりする危険性があります。特に、熱中症対策にとって不利になるのは、血糖値上昇による食欲の低下です。食欲が低下して食事からの水分をとれなくなるのは本末転倒です。必要水分量の半分以上は食事から摂取すべきです。

経口補水液を水筒に入れるのもやめてください。食塩過剰摂取になるだけです。

●熱中症にならないための食生活は塩分をとることではない

子ども達への熱中症対策のための食生活の指導は、以下のようにするのがよいでしょう。決して、塩分を余分に摂取する必要はありません。

❶朝ご飯をしっかり食べる。夜に失った水・電解質を補給する。
❷水筒の中身は水またはお茶。カフェインに弱い場合はカフェインレスで。
❸お弁当・給食を十分にとる。午前中に失った水・電解質を補給する。
❹休み時間だけではなく、授業中にも自由に水分摂取ができる環境を。

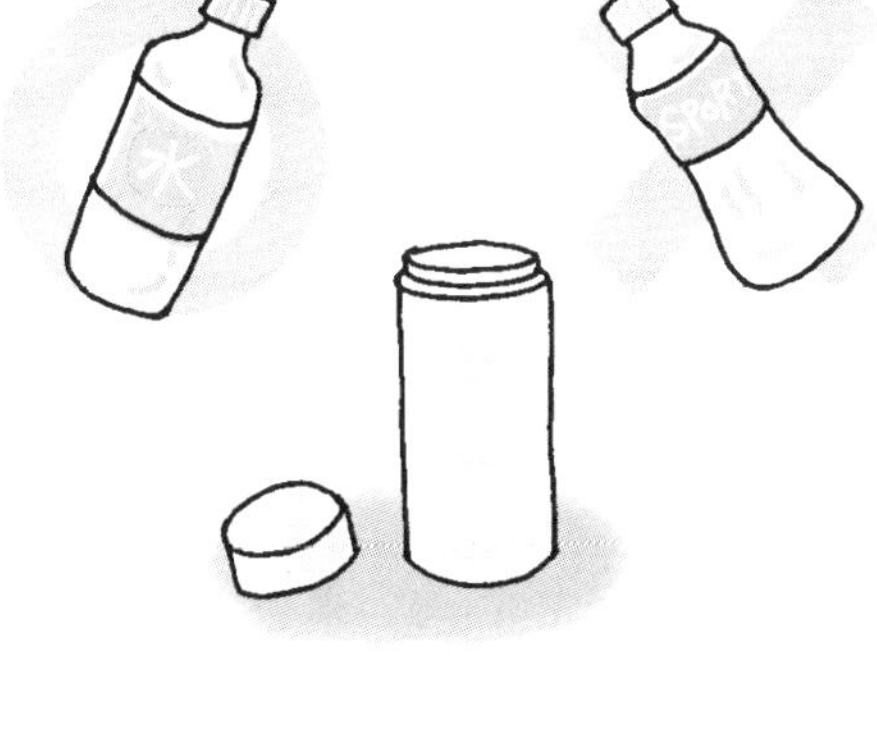

07 カフェイン入り飲料でも水分補給になる

ちょっとした水分補給の知識がある人なら、誰しもが異口同音に言うのが「カフェイン入り飲料は水分補給にはなりません」というフレーズです。一見、正しいフレーズと思いきや、これは科学的根拠に基づいたものではありません。

カフェインはコーヒー豆、マテ茶を含む茶葉、カカオ豆、ガラナなどに天然に含まれている食品成分の1つです。

カフェインの1日あたりの摂取量と主要摂取源は国や食生活により異なりますが、コーヒーと茶の2つが最も突出した摂取源とされています。

●コーヒーやお茶のカフェイン量

当然ですが、カフェイン入り飲料に含まれるカフェイン量は飲料により異なります。

食品に含まれるカフェインの量

食品名	カフェイン濃度	備考
コーヒー	60mg/100mL	浸出方法：コーヒー粉末10g/熱湯150mL
インスタントコーヒー	57mg/100mL	浸出方法：インスタントコーヒー2g/熱湯140mL
玉露茶	160mg/100mL	浸出方法：茶葉10g/60℃の湯60mL　2.5分
紅茶	30mg/100mL	浸出方法：茶葉5g/熱湯360mL　1.5～4分
煎茶	20mg/100mL	浸出方法：茶葉10g/90℃の湯430mL　1分
ウーロン茶	20mg/100mL	浸出方法：茶葉15g/90℃の湯650mL　0.5分
エナジードリンクまたは眠気覚まし用飲料	32～300mg/100mL（製品1本あたり36～150mg）	製品によってカフェイン濃度および内容量が異なる

いくつか例を挙げてみましょう。コーヒー、紅茶、緑茶、ウーロン茶、エナジードリンクなどさまざまな飲料がありますが、厚生労働省の食品安全委員会から公表されているファクトシートにある各種飲料に含まれるカフェイン量は、上の表のとおりです。

●カフェインで頭が冴える？

カフェインには、適量摂取することにより頭が冴え、眠気を覚ます効果があるのは事実です。

ただし、過剰に摂取した場合には、めまいや心拍数の増加、興奮、不安、震え、不眠症、下痢、吐き気をもたらすこともあるので〝適量〟を心がけましょう。

●カフェインの利尿作用を知ろう

ご存知のように、カフェインには利尿作用があります。私たちは、カフェイン入り飲料を飲むと尿意をもよおし、排尿によりからだの水分が奪われてしまいます。これが、カフェイン入り飲料は水分補給には適さないとされる理由です。

日頃からコーヒーや緑茶を主な水分として摂取している人は多いと思いますが、果して、そういう人はみなさん、尿意が近くなっているのでしょうか。

じつは、そうでもないのです。その答えが、カフェインの利尿作用は人によって感受性が異なる、という事実です。

さらには、カフェインには耐性が付きやすいということも知っておきたい知識です。

例えば、緑茶やコーヒーを毎日のように摂取している人は、カフェインに対する利尿作用の感受性が低下している、つまり尿意をもよおしにくいのです。からだがだんだんとカフェインに慣れてきて、適量に摂取しても尿意をもよおしにくくなるのです。

最近の研究によれば、「健常者では、カフェイン含有飲料も、1日に必要な水分量の補給に有用である」と結論づけられています。

また、全米アスレティックトレーナーズ協会ポジションステートメントによれば、安静時にカフェインによる利尿が誘発されやすい人でも、運動時には誘発されないので、運動前の多少のカフェイン含有飲料の摂取は許容されるとしています。

●脱水症状がある人だけはカフェイン飲料はNG

カフェイン入り飲料をとるタイミングは、あくまでも日頃の水分摂取としてです。治療的な飲料の摂取が必要なとき、つまり脱水症状があるような場合には摂取を控えたほうがよいでしょう。

なぜなら、ただでさえからだに水分が少ない状況において、さらに多少なりとも利尿作用が加わることは脱水症の治療に不利になるからです。

以上に挙げた注意点を守ったうえで、カフェイン入り飲料も水分補給として日常的に摂取することは問題ありません。飲料のバリエーションも増えるので、楽しんで水分補給するとよいでしょう。

これは、私が老健施設の職員から聞いた話です。毎日、緑茶を飲まれるのを楽しみにしていた高齢男性の入所者さんがおりました。ある日、テレビで「カフェイン入り飲料である緑茶は水分補給には適さない」という話を耳にしました。

その日以来、その入所者さんは、緑茶の摂取を控え、お水や麦茶を飲むように心がけていました。しかし、冷たい飲み物はあまり口に合わず、摂取は進まず、水分補給量が不十分になり、脱水症を呈してしまったそうです。

このように、カフェイン入り飲料の摂取を頭から否定してしまうと、日頃から摂取していた人は、飲める飲料がなくなってしまうのです。

Key message

カフェイン入り飲料でも水分補給は可能。
ただし、過剰摂取は控え、脱水症状があるときや感受性が高い人は控える。

08 アルコール飲料だけは水分補給にならない

スポーツやサウナで汗をかいた後にビールで水分補給、なんてことをしてはいませんか？

これは、大きな間違いで、ビールなどのアルコール飲料は、脱水を引き起こす唯一の飲料なのです。

アルコールには強い利尿作用があります。

その機序（仕組みのこと）は、①アルコールの分解代謝産物が高浸透圧であることにより起こる浸透圧利尿、②アルコールにより脳下垂体からの抗利尿ホルモン（ＡＤＨ）の分泌が抑制される、この2つが考えられています。

この作用は、カフェインと異なり、耐性はできません。

さらには、アルコールが肝臓でアセトアルデヒドに分解される際には水が必要で、体

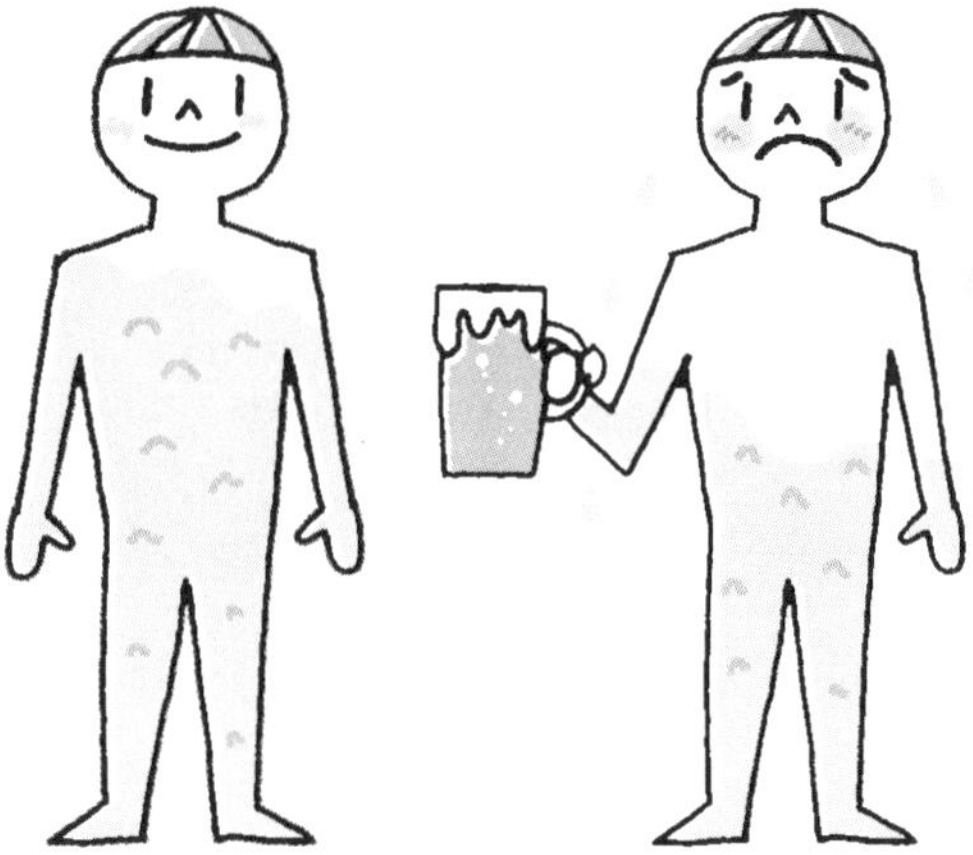

アルコールを摂取すると水分を失う（右）

内の水を消費してしまうことも明らかになっています。

以上の理由から、アルコール飲料は水分摂取に適していないと断言できます。

仮に、食事を一切摂取しないでアルコールだけ摂取していれば、体重はどんどん減少していきます。

●毎日お酒を飲んでも体重が減らない理由

それでは、なぜ、私たちは毎日のように晩酌をしても、体重が減少してこないのでしょうか。その答えは、アルコール飲料と一緒に、美味しい酒の肴を食べているからです。酒の肴には水分がたくさん含まれているためです。

さらには、日本の酒文化に見られるお通しの概念が水分補給には理にかなっているのです。お通しに出されるキュウリやトマトなどには、水や電解質が豊富に含まれています。

したがって、お酒を飲む前にお通しで水分補給をしておくことができるのです。

●ビールを1リットル飲むと1・1リットルの水分が失われる

アルコール飲料の中でも、ビールは特に利尿作用が強い飲料です。

臨床研究によって、次の事実が証明されています。

❶ビールを1リットル摂取すると1・1リットルの水分が失われる
❷10グラムのアルコール（日本酒やワインなら小さなグラス1杯程度）を摂取すると、100ミリリットルの利尿が得られる

この研究では、「1リットルのノンアルコールビールとビールを飲んで尿量を調べたところ、通常の体液状態（脱水症でない人）でも脱水症の状態でも、ノンアルコールビールを飲んだ人の尿量よりアルコールを飲んだ人の尿量が多い」ということが示されました。

また、先行研究によれば、10グラムのアルコールを摂取することで約100ミリリットルの利尿が得られることが示されました。

●「お酒を飲むときは水分補給を！」を忘れずに

このように、あらゆる飲料の中で、アルコール飲料だけは水分補給として役に立たないことが理解できます。

アルコールの過剰摂取は、急性アルコール中毒を起こすだけでなく、重症の脱水症を生じさせます。

このような場合、病院では大量の輸液により水分補給を行い、尿としてアルコールを排出させます。水分補給は、アルコールの排出促進と脱水症の治療に大活躍します。

また、二日酔いの原因の1つもアルコールによる脱水症状とされています。

二日酔いの症状は、アルコールの代謝産物であるアセトアルデヒドによる症状（頭痛、悪心、嘔吐など）および同時に起きる脱水症状（頭痛、倦怠感、悪心など）から起きるものです。

したがって、アルコール飲料を摂取する際の注意事項は次のようになります。

❶まずは、アルコールの過剰摂取は避ける
❷お酒を飲む際には、酒の肴も食べる
❸同時に、多量の水分を摂取する
❹二日酔いの予防のためにもアルコール飲料摂取後には多量の水分を摂取
❺二日酔いになったときにも、多量の水分を摂取

アルコール飲料だけをとっていれば、理論的にはダイエットにはなります。しかし、脱水を引き起こし、心臓や腎臓などに負担がかかり、リスクが高いことを知っておきましょう。

Key message

- アルコール飲料は脱水を促進させる。
- お酒を飲むときは同時に多量の水分または酒の肴も食べるように心がける。

09 就寝前の水分補給がいのちを救う
——トイレが近くならない寝る前の水分摂取法

私たちは、加齢とともに夜間尿の回数が増えていきます。排尿のために夜間1回以上起きなければならない症状を「夜間頻尿」といいます。

せっかく深い眠りについたと思ったら尿意をもよおして目覚めてしまう。これは多くの高齢者が感じていることでしょう。

そこで、「就寝前には何も飲まないほうがいい」と水分をとらない人も多いようです。これはしかし、別の大きな健康リスクを負うことになります。

就寝前の水分補給は、就寝中の脱水症を予防するためにも必要です。

就寝中は、当然のことながら水分を摂取できません。その一方、汗や不感蒸泄（第2章で解説します）から水分は失われ続けます。

脱水症が引き金で生じる脳梗塞や心筋梗塞による病院搬送は一年を通じて早朝に多い

傾向があります。さらには、夏場には就寝中の熱中症も多く報告されています。

これらの事実から、就寝中の脱水症を予防するためにも、就寝前の水分補給は推奨されるのです。

しかし、就寝前の水分補給は、お腹に負担がかかったり尿意をもよおしたりという心配があります。そのため、就寝前の水分補給を嫌がる人が多いでしょう。

そこで、就寝前の水分補給法の工夫を提案します。

❶1回の水分摂取量を150ミリリットル程度の少量にする
❷その水分を一気に摂取しないで、5分間程度かけて摂取する
❸水分の温度は冷やさず、常温かやや温める
❹水分の種類は、白湯か経口補水液とする
❺可能であれば、就寝中に一度目覚めて、もう1杯の水分補給をする
❻起床時にも同様の水分補給を行う
❼それでもトイレが近くなる場合には1回量を150➡100➡50と減らしていく
❽50ミリリットルも尿意をもよおすようであれば、それは水分摂取と無関係な尿意なので、泌尿器科的な診察を受ける

❾裏技として、キウイやトマトなどの水分量が多い果物・野菜を少しとるのも効果あり

実際には、就寝前の水分補給をしてもしなくても夜中のトイレの回数は変わらなかったという報告が多いものです。

もちろん、夕食の水分量が過剰だったり、アルコール飲料を飲んでいたりすれば、就寝中のトイレも多くなることでしょう。また、前立腺肥大や利尿薬を内服している人、糖尿病の人も尿意は近いものです。

そのような人は、かかりつけ医と相談して適切な指示を仰ぎましょう。膀胱炎や腎盂腎炎を繰り返す人にも、日中だけではなく就寝前の水分摂取量が少ない人がいます。そのため尿量が減少し、感染しやすい環境になってしまいます。適切な尿量を維持することで、それらの感染症の予防にもなるので、見直してみてはいかがでしょうか。

第2章

水分補給を知るための基礎知識を学ぼう

第1章で、間違った水分補給はいのちにかかわり、大変危険なことであることがわかりましたね。

そこで第2章では、正しい水分補給のための基礎知識について解説します。

食事やお茶、水などで私たちは毎日水分を補給しています。その水分は体液となってからだ中に駆け巡り、生命活動を支えています。

ふだんはそんなことはまったく意識しませんが、私たちは「適切な水分補給によって生きている」ともいえるのです。

その水分はからだの中でどのような働きをしているのでしょうか。

10 病院に行くと点滴を一番初めに受ける理由

●食事〜排泄まで 消化系における水分の働き

水分補給の大切さは、人体における水分（体液）の働きを知ることで理解できます。体液には、次の3つの働きがあります。

❶**人体に必要なものを運び入れる**——人体に必要な酸素や栄養素を運び入れる。

❷**人体から不要になったものを運び出す**——人体から不要になった二酸化炭素、尿素、アンモニアなどの代謝産物や老廃物を体外へ運び出す。

❸**体温をコントロールする**——代謝過程で生じた過剰なエネルギーが体内に貯まらないように放熱する。

人体において水分は「体液」とも呼ばれます。体液には水だけに限らず電解質（ナトリウムイオン、カリウムイオンなど）や非電解質（尿素、ブドウ糖など）が豊富に含まれています。体液とは、人が生命活動を維持するために必要な水分のことなのです。

●消化系で体液はどう働くか

体液の働きを理解するために、私たちが食事を摂取した場合の働きを見てみましょう。さまざまな体液が関連して働き、食物は吸収・代謝され、エネルギーの放熱と老廃物の排出が行われていることがわかります。

ここで関連する体液は、唾液・胃液・腸液、門脈血《もんみゃくけつ》、血液、尿、便です。

私たちが摂取した食物は、歯で噛み砕かれて（咀嚼）、唾液が混入して飲み込みやすい（嚥下しやすい）状態になります。嚥下された後に食道を通って胃に入り、胃液によって1～2ミリ程度の大きさまでに分解されます。

その後、小腸に運ばれ、腸液とまじわり吸収されやすい液体状に変化します。小腸壁から吸収された水や栄養素は、門脈血を介して肝臓に到達します。

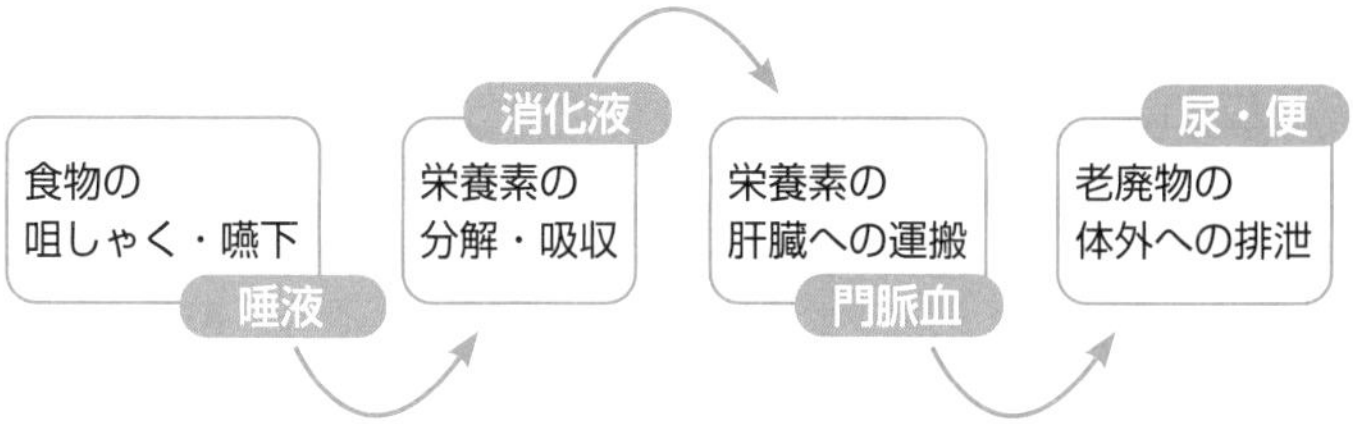

消化系にかかわる体液

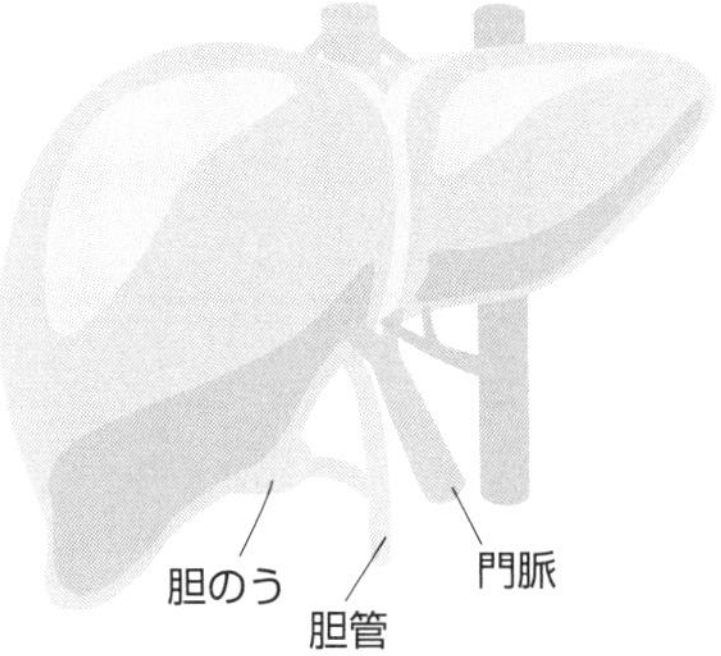

栄養素は門脈を通って肝臓へ

そして、肝臓の細胞内にあるミトコンドリアにおいて栄養素は代謝され、エネルギーとなるのです。ミトコンドリアというのは、物質をエネルギーに生成する工場みたいなものと理解しておきましょう。

●水分（体液）量が適切でないと体調不良を起こす

人に存在する体液としては、ここで出てきた唾液・胃液・腸液、門脈血、血液、尿、便以外にも、リンパ液、汗、涙液、などが存在します。食物を摂取してエネルギーに代謝するだけでも、これだけ多くの体液が必要なのです。

そんな体液が万が一、不足したり多すぎたりすれば、それが体調不良として現れます。例えば、のみ込みにくい、胃がもたれる、消化が悪い、お腹が痛い、便秘、など。また、運動したりして体液が不足すると、発汗や皮膚の血管への水分移動が障害され、貯まったエネルギーによって体温が上昇してしまい、熱中症などの体調不良につながります。

これらの体液の働きにより、私たちのからだが一定の機能を保てるようにサポートしてくれているのです。

この一定の機能を保つことをホメオスタシス（恒常性）の維持といいます。つまり、体液の３つの働きによって私たちのからだのホメオスタシスは維持されている、といえるのです。

●病気のときに点滴を受けるカラクリは水分補給にある

皆さんは、病気になると点滴を受けることが多いと思います。そして、点滴を受けた途端に元気になりませんか？

しかし残念なことに、点滴の中には栄養剤や薬は入っていません。皆さんはそれをご存じでしたか？　点滴によって水分補給が行われるだけなのです。それで脱水症が改善するから元気になるのです。さらには、脱水症をリセットすれば、栄養剤や薬剤の効果が出やすくなるので、病院に行くと最初に点滴を受けるのです。

この事実を知れば、水分補給が病気治療や健康維持にいかに大切か実感できることでしょう。

Key message

ヒトは体液の3つの働きによって、生命活動のホメオスタシス（恒常性）を維持している。

11 自分のからだの最適な水分量を知る

●年代別水分量の目安――乳幼児70%、成人60%、高齢者50%

前項で、生命活動にとって水分（体液）は重要な役割を担っていることを解説しました。体液量を一定に保つことで、私たちの生命活動が機能しているのです。

しかし、体液量は加齢とともに変化し、生まれたての赤ちゃんに比べて高齢者ではかなり減少してしまいます。まずは、年代別、性別、体型などによる体液量の違いについて理解しておきましょう。

冒頭で述べたように、生まれたての赤ちゃんは体重の8割が体液で、年齢とともに体液量は減少して乳幼児では7割に、成人では6割に、高齢者では5割にまで、そして死を迎える頃には3割にまで低下していきます。

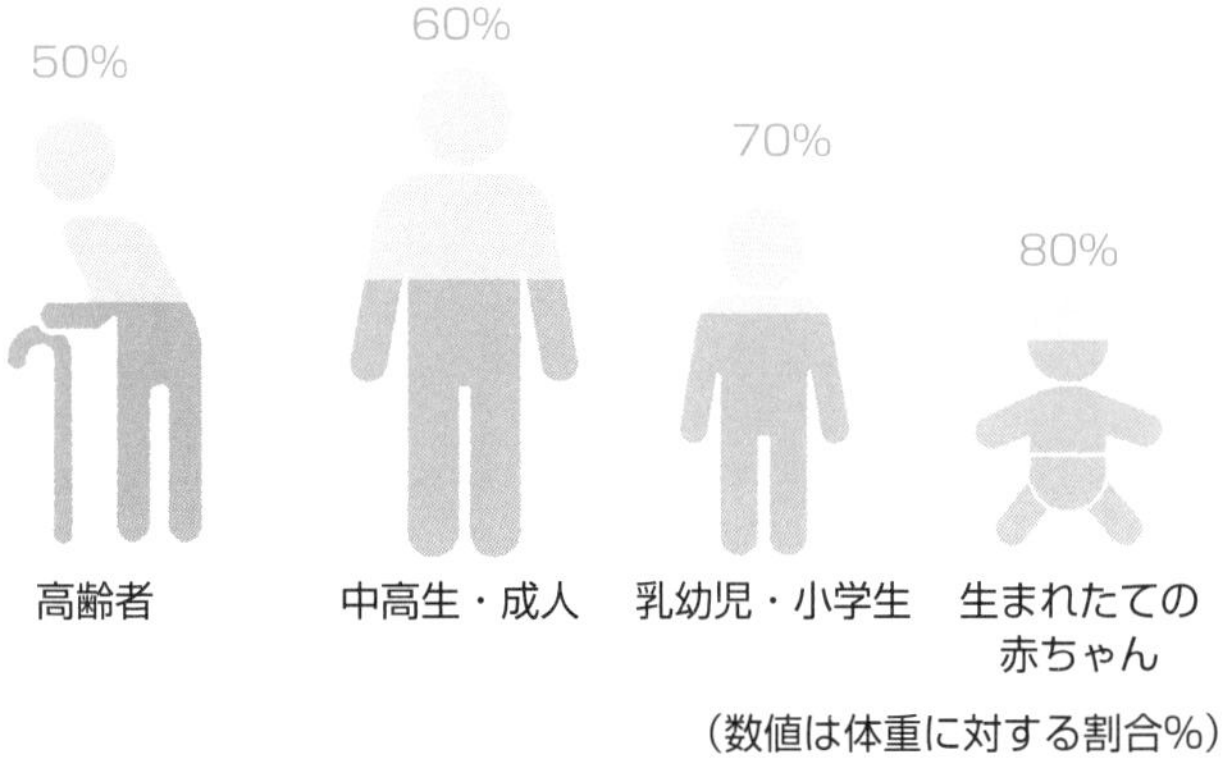

年代別水分量

●高齢者の体液が少ない理由

赤ちゃんや乳幼児が瑞々しいのは、成長過程で水分が必要であることと、骨や脂肪などの組織がまだ少ないからです。

一方、高齢者の体液量が少ない主な理由は、筋肉量が減少するからです。

後に詳しく述べますが、筋肉にはたくさんの体液が含まれています。具体的には、全体液の約40％が筋肉内にあるといわれています。特に、ヒトは骨盤から下半身に筋肉が多く、体液も同部位に多く分布しています。

加齢によって下半身の筋肉量が減少することにともない、全身の体液量が減少すると考えてよいでしょう。

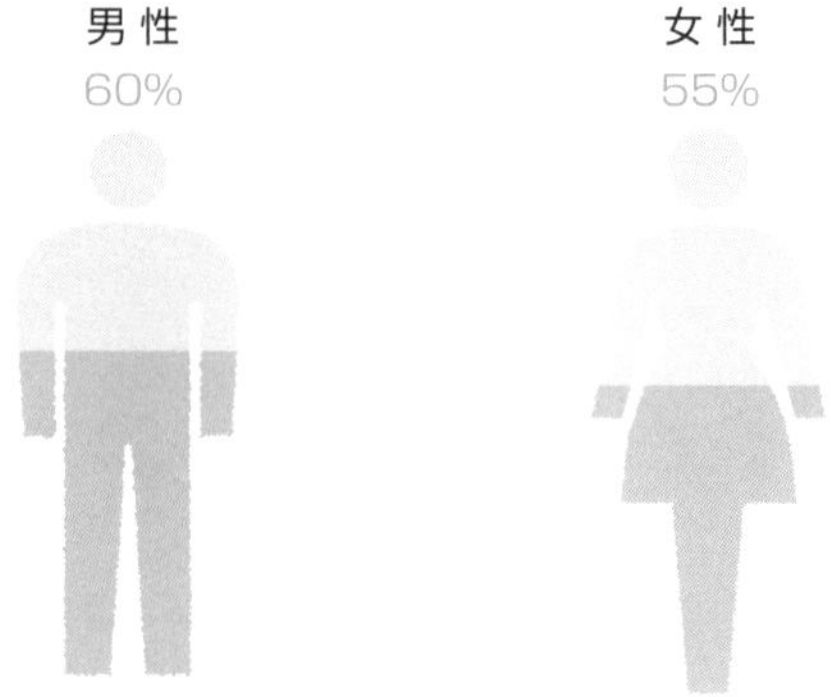

成人の男女別の体液量の違い

男女で適した水分量が違うのはなぜ？

次に、性別による体液量の違いについて述べます。成人を例にみると、男性の体液量は体重の60％に相当し、女性の場合は55％に相当します。この違いは、筋肉量の違いによります。

つまり、男性に比べて筋肉量が少ない女性では、体液量も少なくなっています。

もちろん、筋肉量が多い女性もいますから、その場合には体液量は男性の比率に近づきます。

肥満体型とアスリート体型、脱水症になりやすいのは？

次に、体格による体液量の違いについて述べます。

脂肪が多い肥満体型では、相対的に筋肉量が少なく

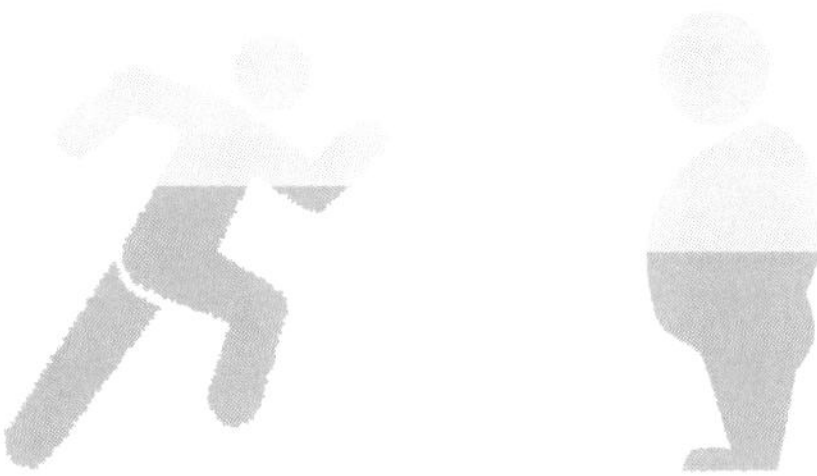

肥満者は体液量が少なく、アスリートは体液量が多い

体格による体液量の違い

なるので、体液量の割合は減少します。つまり、肥満体型では、体液量が少ないために脱水症になりやすいのです。

筋肉量が多いアスリート体型では、体液量は増加します。したがって、アスリート体型では脱水症になりにくいのです。

・肥満者は体液量が少なく脱水症になりやすい

・アスリート体型は体液量が多いので脱水症になりにくい

Key message

体液量は年齢、性別、体格により異なる
――筋肉量がポイント

12 人体に出入りする水分バランスを知る

体液量は増えすぎても（溢水）減りすぎても（脱水）、生命維持には悪影響を及ぼします。ヒトの体液量は一定量を維持すること（ホメオスタシス）が重要であることを述べました。それでは、体液はどのように外界から取り入れて、どのように外界へ排出してバランスを調節しているのでしょうか。

ここでは、成人を例に体液バランスの維持について考えてみましょう。

●例：体重60キログラムの成人における体液の出入り

【からだに入ってくる水分量】

体重60キログラムの成人で1日に2000キロカロリーの食事をとるとしたら、

❶食べ物からとる水分…2000キロカロリー程度の食事で1000ミリリットル程

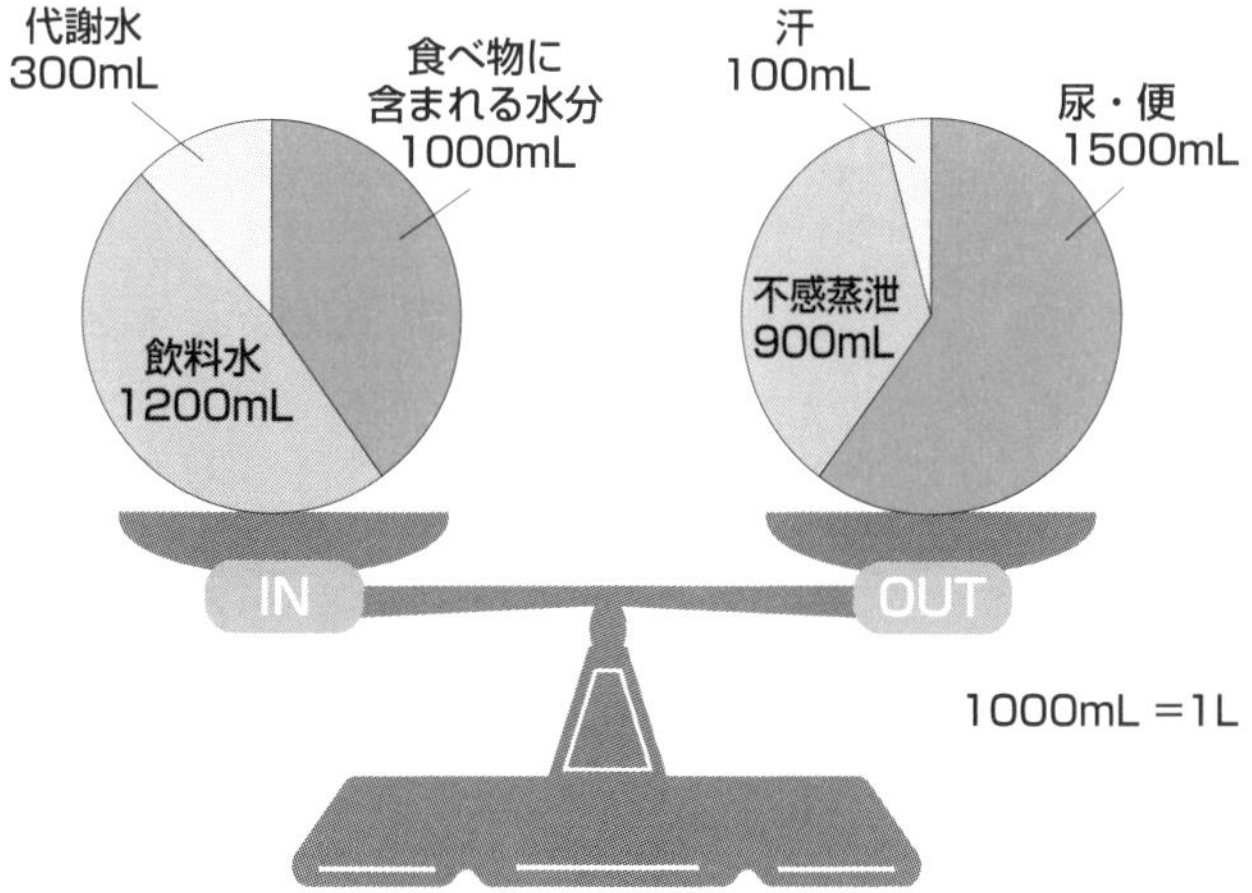

毎日の水分バランス（体重 60kg の人の場合）

度の水分が摂取できる。

❷飲み物からとる水分…コップ1杯（150ミリリットル程度）の水分を1日に8回飲むことで1200ミリリットル程度の水分が摂取できる。

❸代謝水…2000キロカロリー程度の食事で300ミリリットル程度の代謝水（食べ物が体内で分解されるときに発生する水）が産生される。

【からだから出ていく水分量】

❹尿・便…あわせて1500ミリリットル程度の水分が排出される。

❷汗…汗をかいたと感じなくても100ミリリットル程度の発汗がある。

❸不感蒸泄…成人では15ミリリットル

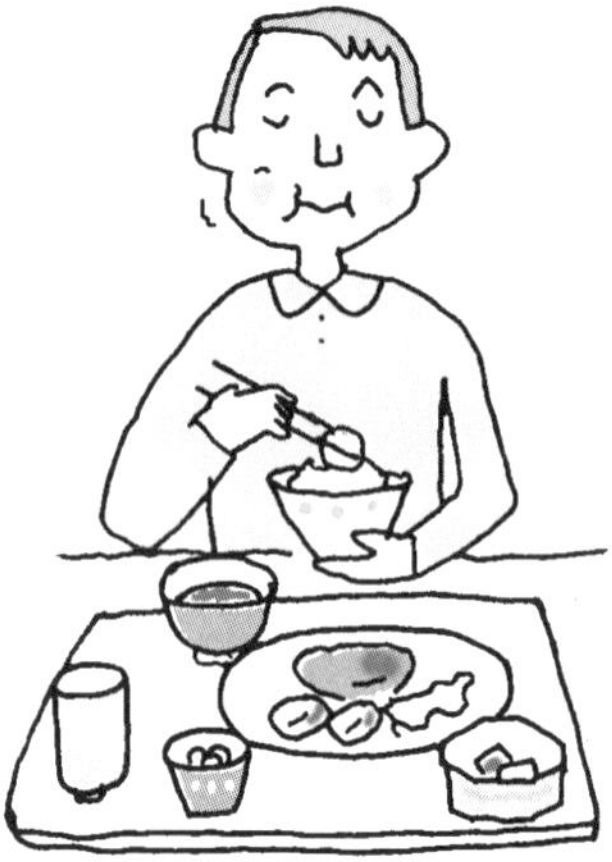

食事中の水分量を概算すると
ご飯（90 mL）
＋
主菜（120 mL）
＋
副菜（60 mL × 2）
＋
味噌汁（180 mL）
＋
お茶や水（180 mL）
↓
1食でおおよそ 690 mL の水分
（体重 60 kg の場合）

／体重／日、体重60キログラムでは1日に900ミリリットルが不感蒸泄として失われる（次の項で解説します）。

以上のように、ヒトでは体液の出入りが毎日行われています。

体液の出入りのバランスを保つために、例えば大汗をかいた場合には、飲み物からとる水分量を追加して増やします。

飲み物を多くとりすぎてしまった場合には、尿量を増やしてバランスを保ちます。

体液のバランスが保たれていることを知るには、体調不良がないことに加えて、体重を計測して変化がないことを確認するとよいでしょう。

13 知らないうちに水分を奪う不感蒸泄

ここで不《ふ》感《かん》蒸《じょう》泄《せつ》について詳しく解説します。

汗や尿などは、人は排泄していることを意識できます（「感蒸泄」という）。しかし、皮膚や呼吸の呼気から排出されている水分は意識できません。これら意識していないのに排泄されている水分のことを「不感蒸泄」と呼びます。

●不感蒸泄……体重60キロの人で900ミリリットル

不感蒸泄の量に影響するのは体表面積（からだの大きさ）、体温、そして年齢です。成人では、体重（kg）あたり1日に15ミリリットル、60キロの体重だと900ミリリットル蒸発します。発熱時に体温が1℃上昇すると、不感蒸泄の量は約15％増加します。湿度や気温からの影響はあまり受けません。

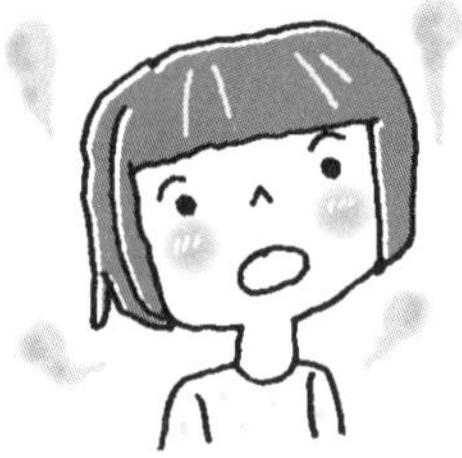

皮膚から失われる不感蒸泄

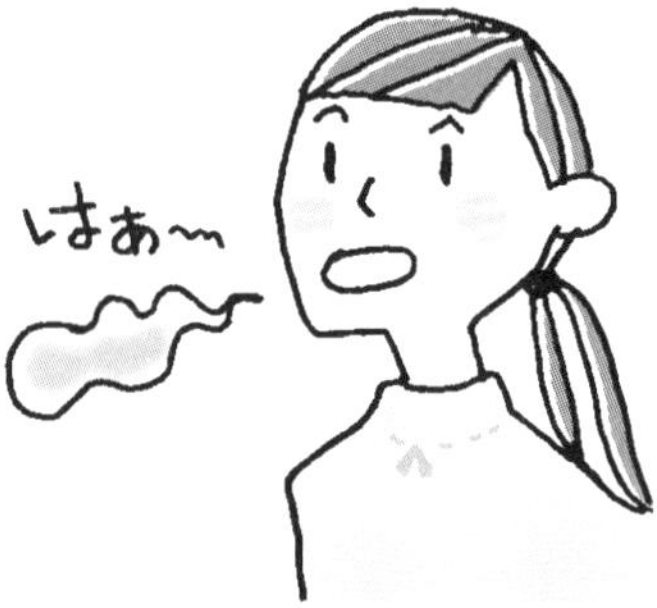

呼気から失われる不感蒸泄

未熟児・新生児	15 ～ 25mL/kg/ 日
乳児	25 ～ 50 ～ 70mL/kg/ 日 （脱水～通常～発熱）
成人	15mL/kg/ 日

年齢別の不感蒸泄量

一方、小児では、体重あたりの不感蒸泄量が多くなります。発熱時には、さらに増えます。

不感蒸泄を身近に実感したいときには、腕全体にラップをまいて1時間くらい放置しておくと、不感蒸泄として水分が貯まるのを体験できます。

Key message

水分の出入りを考え、バランスを維持することが重要。

不感蒸泄で知らないうちに水分が奪われている。

14 1日に必要な水分量の求め方 ――量よりモニタリングが大切

私たちのからだは、1日にどれくらいの水分補給が必要なのでしょうか。

必要水分量は、体格によって、生活環境によって、その他のあらゆる因子によって異なります。ただし、生命活動の維持のために最低限必要な水分量は体重から算出することができます。

ヒトが生きていくために必要なエネルギーが「基礎代謝量」、水分が「基礎必要水分量」になります。

●基礎必要水分量「4-2-1ルール」

基礎必要水分量は、体重から算出することができます。医師が点滴の投与量を計算するときに用いる算出式で「4-2-1ルール」と呼ばれる式です。

4-2-1 ルールの計算法

Holliday-Segar 式；4-2-1 ルール

①体重のはじめの 10kg × **4**

②体重の次の 10kg × **2**

③残りの体重× **1**

①+②+③= 1 時間あたりの基礎必要水分量

体重 60 kg の場合には

① 10 × **4** = 40

② 10 × **2** = 20

③残りは 60―10 − 10 = 40 なので

40 × **1** = 40

①+②+③= 100mL ⇒ 24 時間に変換すると

1 日に 2400mL が基礎必要水分量となる。

15 kg の子どもの場合は

① 10 × **4** = 40

② 5 × **2** = 10

③ 残りはないのでゼロ

①+②+③= 50mL ⇒ 24 時間に変換すると

1 日に 1200mL が基礎必要水分量となる。

このルールは1957年にHollidayとSegarによって考案されました。正式名称「Holliday-Segar式」と呼ばれます。一般的には「4-2-1ルール」という名称で、臨床現場において活用されている式です。

求められた値は、点滴治療だけではなく、食事をしている場合でも活用が可能です。簡単な計算式なので、一緒に計算してみましょう。

水分摂取の目安は食事半分、飲水半分

ここで求めた基礎必要水分量は、からだから何もしなくても出ていく水分である不感蒸泄、尿、便などを補うための水分量と考えてください。

そして、間違えてはならないことは、ここで求めた水分量を飲水として全量を摂取するのではないということです。

後にも述べますが、水分摂取の目安は、食事から半分、飲水から半分と考えましょう。例えば、例で求めた体重60キロの場合は、2400ミリリットルのうち、3度の食事から1200ミリリットル、飲水で1200ミリリットルを小分けしてとるようにしてください。

＊口から飲めないような病者の場合には、点滴で全量の２４００ミリリットルを投与します。

運動などで大汗かいたときの水分摂取の目安

運動や労働で大汗をかいた場合➡発汗量に相当する分を、下痢や嘔吐で水分を大量に失ったとき➡下痢や嘔吐の量に相当する分を、高熱を出して不感蒸泄が増えた場合➡増えた不感蒸泄に相当する分を、それぞれ基礎必要水分量に加えた量の水分を摂取することになります。

年代から求める方法

性別、年齢による体格差や活動度から、１日に必要な水分摂取量の目安が表のように示されています。

これらの数値は、米国人における目安量であって、日本人ではこれらの数値よりも少ないことが推測されます。

なお、表中に高齢者の目安がない理由は、個々に応じてより多くの水分摂取が必要と

性別、年代別、必要水分摂取量（1日あたり）

年代・性別	1日の必要水分摂取量
成人男性	3.0 L
成人女性	2.2 L
青年	2.5 L
少年	1.7 L
幼児	0.8 L

“The Institute of Medicine 2003” より著者作成

なるため、目安としては示されていません。

量を決めるのも大事だが、モニタリングが最も大事

本章ではさまざまな角度から、1日に摂取すべき水分量を提案してきました。

多くのメディアから、「適切な水分摂取量は？」と質問を受けますが、大事なのは水分摂取量を設定することではないのです。その理由は、医療現場で日常的に行われているモニタリングにあります。

医療現場でも患者さんの水分摂取量を計算式より設定します。しかし、毎日の尿量や血圧、患者さんの病態などを見て（モニタリングして）、水分投与量のアレンジを繰り返します。

日常生活においても、個々人で適切な水分摂取量を決めることは大事です。

さらに大切なことは、自分のからだをモニタリングすることとです。体調、パフォーマンス、集中力、便通、食欲、睡眠、日常活動などがその水分量で適切に行えるか否か。

それらをモニタリングして、必要に応じて水分摂取量を調整していきましょう。

Key message

- 1日に必要な水分量は「4－2－1ルール」から算出する。
- 大量の汗をかいたときなどにはその分を補充する。
- 設定水分量よりも大事なのはモニタリングによる調整。

第3章

健康を維持する水分補給のベストプラクティス

私たちの健康を維持するためには、効果的な水分補給は欠かせません。

第2章では1日に必要な水分量を求めました。ただし、この量の水分をむやみやたらに摂取しても水分補給の効果は得られません。

それでは、どのように摂取したら、効果的な水分補給ができるのでしょうか?

そのベストプラクティス（最善の方法）を学んでいきましょう。

15 WHO推奨の効果的な水分補給法をアレンジ 6オンス（180㎖）8回法

効果的な水分補給とは、摂取した水分ができるだけ体内に維持されていることです。その極意は、「水分がからだに入ったことをからだに悟られないこと」。その方法が、6オンス8回法です！

例えば、コップ1杯200ミリリットル程度の水分なら、一気に摂取しても相当量の水分が体内に残ります。

しかし、ペットボトル1本（500ミリリットル）程度の水分を一気に摂取すると尿意をもよおし、せっかく摂取した水分が体内には残らずに尿として排出されてしまいます。

この作用機序（作用の仕組み）は次のように説明されます。

脳を右から見た図

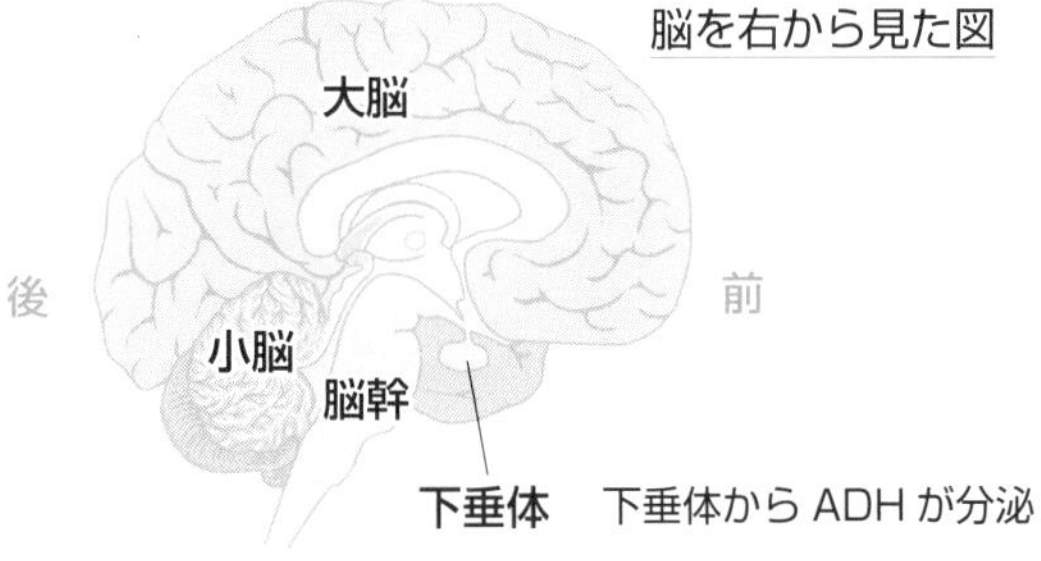

体内の水分量センサーが水分増加を感知すると➡下垂体から常に分泌されている抗利尿ホルモン（ADH）の分泌量が減少し➡利尿作用が働き、尿量が増加します。大量の水分を一気に摂取するとかえって水分の排出量を増やしてしまうことになるのです。

抗利尿ホルモンについて

抗利尿ホルモン（ADH）は別名「ストレスホルモン」と呼ばれている下垂体から分泌されているホルモン。腎臓の尿細管に作用して、利尿作用を抑える働きがある。その結果、尿量が減少して体内に水分を貯める。出血や血圧低下などのストレスが起きるとADHの分泌量が増えて、体外へ体液を逃がすことを防いで生命を守るように作用する。本文にあるように、体内の水分が増えるとADHの分泌が減少するので、尿量が増えて体内水分量を減らすように作用する。

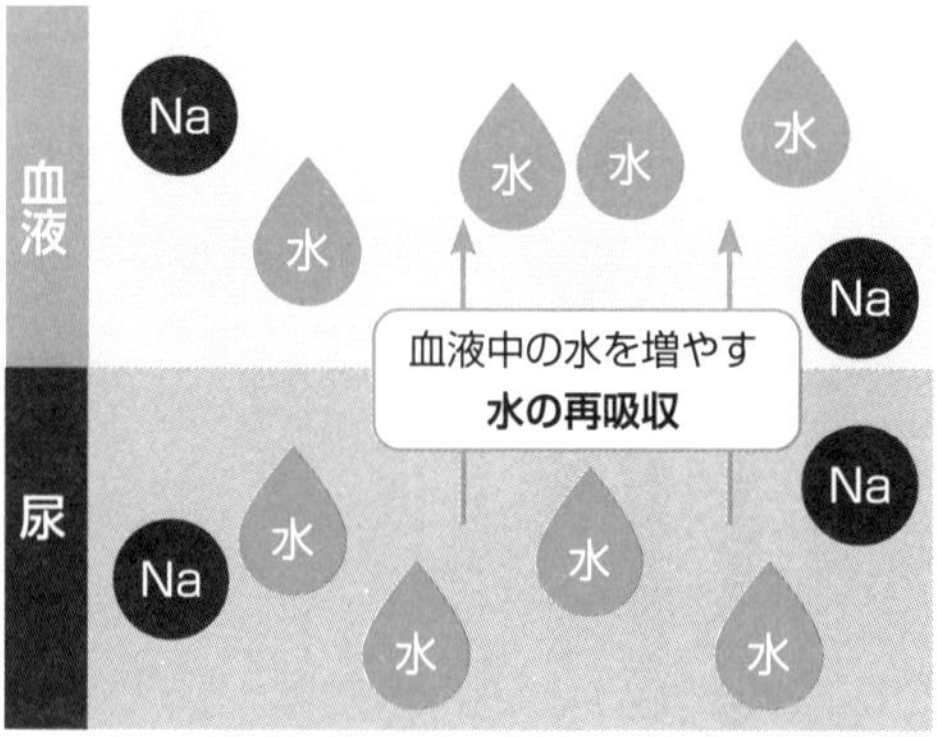

尿細管における抗利尿ホルモン（ADH）の働き

●WHOが推奨する水分補給法をアレンジ 6オンス8回法

世界保健機構（WHO）では、次のような標語を用いて水分補給を推奨しています。

Drink more than eight glasses of water every day.
（毎日コップ8杯以上の水分を摂取しなさい）

Drink at least eight 8-oz glasses of water a day.
（毎日コップに8オンスの水分を8回以上摂取しなさい）

1オンスは約30ミリリットルに相当するので8オンスは約240ミリリットルと、かなり大きいコップに注いだ水分になります。8杯飲むと、240×8＝1920ミリリットルにもなり、日本人には1杯あたりの量および1日の水分量ともに多すぎます。日本人に必要な水分摂取量は、成人でざっくりと1400〜1500ミリリットルです。したがって、コップ1杯180ミリリットル（約6オンス）を8回で1440ミリリットル摂取できれば、通常の生活では十分な摂取量になります。

図に、8回の摂取例を示します。ご自身の生活リズムに合わせて摂取パターンを設定するとよいでしょう。

Key message

効果的な水分補給法―水分がからだに入ったことをからだに悟られないこと
―6オンス（180mL）8回法

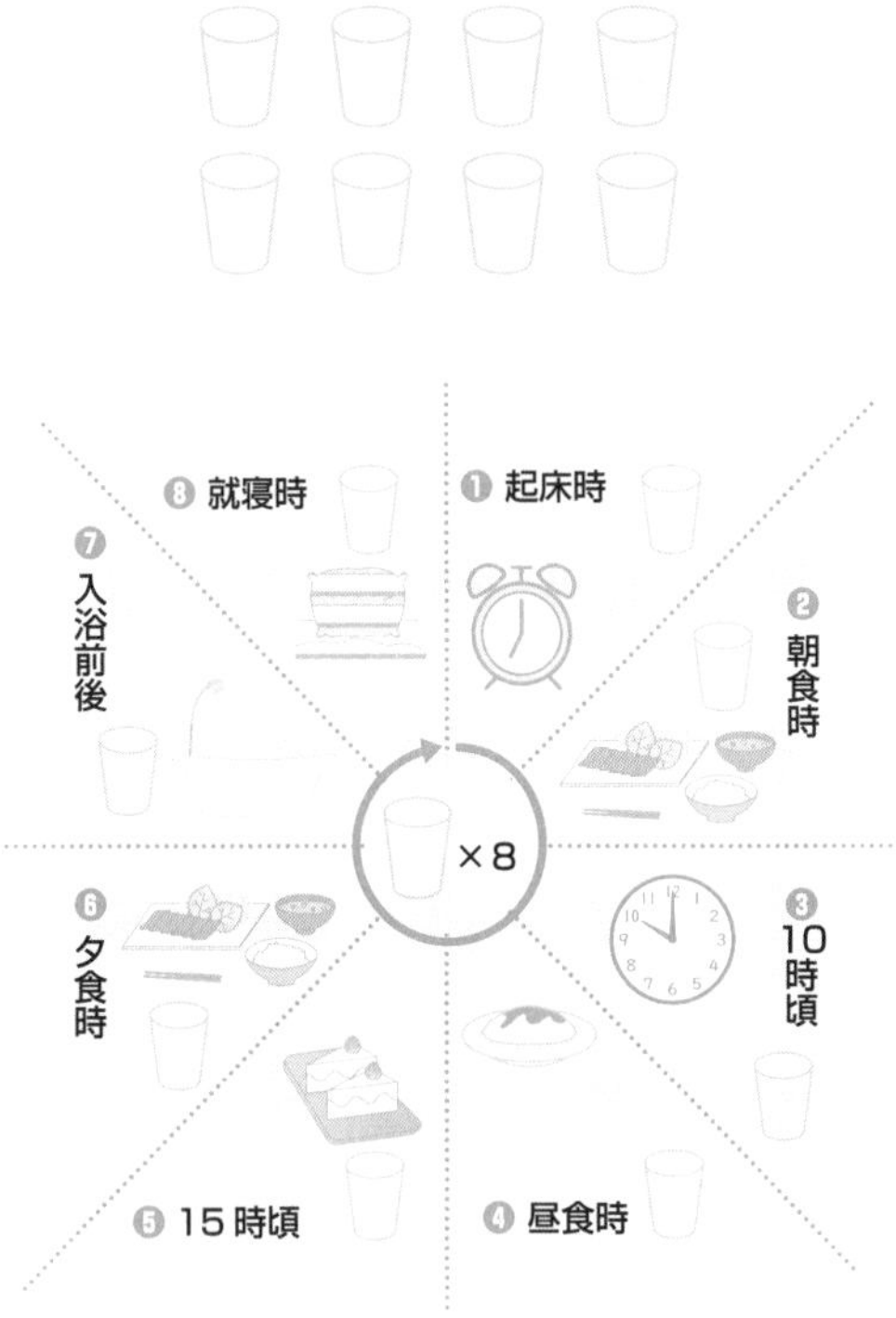

1日における水分摂取時間の目安

16 水分補給の基本は食事から

水分補給というと、コップやペットボトルに入った飲料を摂取するイメージがあります。しかし、飲料からだけで1日に必要な水分量である3000ミリリットル（3リットル）前後の量を飲水することは、実際とても大変なことで、非現実的です。

それでは、私たちは日常、どのように必要水分量を摂取しているのでしょうか。

●食事をしっかりとれば脱水症にはならない！

日常生活の中では、食事からの水分補給は意識していないと思います。しかし、食事の中には多くの水分が含まれており、食事さえしっかりとっていれば、そう簡単に脱水症になることはありません。62ページの図を参照してください。

一方、食事摂取を怠ると、それだけで脱水症になる危険性があります。特に、脱水症弱者である子どもと高齢者は注意が必要です。

具体的な食品中の水分含有量について、その目安は次のようになっています。これを見ると、食事をとることで水分補給ができていることがわかりますね。

主な食品１食中の水分含有量（mL）

主食	
ご飯	90
パン（サンドイッチを含む）	20
麺類・お粥・雑炊	200
丼物・寿司・炒飯・混ぜご飯	150

主菜（メインのおかず）	
焼き物、なま物、炒め物	50
煮物、蒸し物	120
揚げ物	100

副菜（主菜以外のおかず）	
お浸し・和え物・酢の物	50
サラダ・ゆで物・なま物	50
焼き物・揚げ物・炒め物	50
煮物・蒸し物	60
漬物	15
汁物（味噌汁、スープなど。シチューを含む）	180

デザート	
果物（ミカン、リンゴ、イチゴ、バナナなど）	50
キウイ	80
スイカ	130
プリン・ゼリー・ヨーグルト（アイスクリーム・シャーベットを含む）	70
お菓子（饅頭、団子、ケーキなど）	20

これらを見ていくと、1食あたりの水分含有量の目安はおよそ500ミリリットルのペットボトル1本分と考えてよいでしょう。

例えば、朝食を抜くだけで1日に必要な水分摂取量の3分の1くらいが不足してしまうのです。朝食を抜く場合には、最低500ミリリットル程度の水分補給はしておくべきです。特に夏期は運動をしていなくても汗をかきますから、朝食での水分は意識してとるようにしましょう。果物や夏野菜を意識してとることも水分補給効果を高めます。

●食事から水分補給することのメリット

食事から水分補給をすることのメリットを挙げます。

❶食事をとるだけで無意識のうちに水分補給ができる
❷食事からゆっくり体内に水分が吸収されるので尿意をもよおしにくい
❸食事からとった水分はからだに保持されやすい
❹おやつなどから、手軽に水分がとれる
❺同時に、エネルギーと各種栄養素が摂取できる

●フレッシュな果物（キウイ）も水分補給になる

さまざまな食品の中で、水分を多く含むのが新鮮な夏野菜や果物です。夏野菜や果物は、その90％以上が水分なのです。これらをとることでも、十分な水分摂取効果がありますので、飲水が苦手な方は試してみるとよいでしょう。

特に、果物には糖分のほかビタミンやミネラルが豊富に含まれているものもあり、普段の食事で不足しがちな栄養素を手軽に補うことが可能です。

例えば、キウイには、ナトリウム以外のミネラルが豊富に含まれています。カリウム、マグネシウム、鉄、銅などです。また、ビタミンC、ビタミンE、ビタミンK、葉酸、ビタミンB6、それに食物繊維も豊富です。これだけ多くの重要な栄養素を含んでいる食品はそう多くはありません。

水分補給目的の果物摂取の方法としては、食後、食間（おやつ）、外出時、スポーツの合間、就寝前、起床後などに1個程度を摂取するのがよいでしょう。

主なゼリータイプの飲料

製品名等	発売元	分類	特徴
のみや水（ほんのりレモン風味、ほんのりリンゴ風味）	キッセイ薬品工業	清涼飲料水（水分補給ゼリー）	離水が少ない
アクトウォーター、レモンと乳酸菌の水分補給ゼリー	クリニコ	水分補給ゼリー（ゼリー飲料）	病院や介護施設の病者用
明治アクアサポートゼリー	明治	経口補水液ゼリータイプ	ドラッグストア等で販売

●病気療養者や高齢者にはゼリー状飲料もいい

病気療養している人の脱水症の予防や、高齢者で脱水症にまでなっていないけれど日常的な水分補給の質を高めたいときには、「水分補給ゼリー」を摂取するのもよいでしょう。もちろん健康な人の日常的な脱水症予防にも活用できます。

表のように各社からさまざまな特徴ある水分補給ゼリーが発売されています。

高齢者は嚥下機能（のみ込む力）が低下しているので水を飲む際に誤嚥して、咳き込むことも少なくありませんが、ゼリー飲料なら粘着性が強いので、誤嚥を防げて安心して水分補給ができます。

また、ゼリータイプのものは手軽に持ち歩きできるので、少量ずつゆっくり水分補給するのにも適しています。

●さまざまなタイプの水分補給手段を活用

今は多くの食品メーカーや飲料メーカーからさまざまな「水」や「清涼飲料水」が発売されていて、「どの水がよいのか」なかなか判断が難しいものです。ペットボトルで売られている水や清涼飲料水はそれこそゴマンとあり、それらについて、本書では論評はしません。水分補給として安全でおいしい水が手軽に飲めるように、自宅や職場などでの水分補給の環境を整えることにも重点を置くべきと考えています。

その意味では、「家庭用浄水器」で、化学物質やバクテリアを除去した安全な水にしておく。あるいは、「ウォーターサーバー」を設置して、常時天然水（ナチュラルミネラルウォーター）を飲める環境にしておくのもよいでしょう。

例えば、前者であれば、三菱ケミカル・クリンスイの中空糸膜を使った家庭用浄水器「Cleansui（クリンスイ）」があります。

また同社では、災害時用としてストックする「保存水」（5年）や赤ちゃんのミルクに適した「ピュアウォーター」（純水）などを製造していて、「安全な水」をモットーにしています。

後者では、全国8か所（富士吉田、富士、北アルプス、岐阜北方、吉野、朝来、金城、南阿蘇）の水源地から採水した天然水を、ウォーターサーバー用の水ボトルに充填して、家庭に提供しているプレミアムウォーター社があります。

すべて非加熱処理の天然水を飲めるのがいいですね。

Key message

- 水分補給の基本は食事から（1食あたり500ミリリットル程度の水分補給効果）。
- 病気療養中や高齢者の場合は、水分補給ゼリーを活用してみるのもいい。
- キウイは水分・栄養補給にすぐれた果物。
- 水分補給の環境を整えることも大事。

17 スポーツドリンクの正しい飲み方

スポーツドリンクを飲むことで、なんとなく適切な水分補給になっている、健康増進につながったり、元気になれたりすると思っていませんか。しかし、スポーツしなければスポーツドリンクは無理に摂取する必要はありません。

それでは、どのようなときにスポーツドリンクを摂取するのがよいのでしょうか。ここでは、スポーツドリンクについてとことん学んで、その正しい飲み方を習得してみましょう。

●元祖スポーツドリンクは「ゲータレード」

わが国では、何種類ものスポーツドリンクが発売されています。その元祖が「ゲータレード」です。

ゲータレードは1965年に、フロリダ大学のアメリカンフットボールチーム「フロリダ・ゲーターズ」のために、同大学の医学・生理学者ロバート・ケード博士によって開発された飲料です。

ゲータレードという名称は、チーム名と「エード」（ade：レモネード〈lemonade〉等、飲料の意）の合成語です。

ゲータレードはスポーツドリンクの元祖で、現在でも、世界シェアナンバーワンのスポーツドリンクです。

100ミリリットルあたり51ミリグラムと高濃度のナトリウム（塩分）が含まれています。その理由は、体を動かしたことによる発汗に対して、適切な量のナトリウムを補うためです。

また、いわゆる疲労回復の際に最も効率のよいエネルギー源

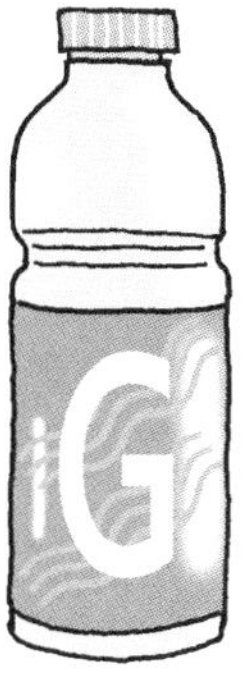

糖分・エネルギー	25kcal
ナトリウム	51mg
BCAA（分岐鎖アミノ酸）	なし
ビタミン・その他	グルタミン酸、リン、カリウム、カルシウム、マグネシウム

ゲータレード 100mL あたりに含まれる成分

であるブドウ糖やショ糖が多く含まれています。

つまりスポーツドリンクはその名のとおり、激しい運動で失われた水分、ナトリウム、糖分を補うための飲料であるということです。

●スポーツドリンクの定義は曖昧

わが国では、スポーツドリンクの成分には明確な基準がありません。「スポーツに際して適した飲料」とうたって自由にアレンジしているのが現状です。

実際には、商品により塩分および糖分濃度や、含有されている栄養素の種類もさまざまです。

したがって、飲料の摂取目的にもさまざまなものがあります。


【スポーツ飲料の摂取目的と適切なスポーツ飲料（例）】
❶スポーツ後に失ったエネルギー補給 ⬇ 糖分が強化された飲料
❷スポーツ後の疲労回復 ⬇ ビタミン・クエン酸が強化された飲料
❸スポーツ後の電解質補給 ⬇ 電解質が強化された飲料（目安はナトリウムイオン濃

度40mg／dL以上）

❹スポーツ後の水分補給➡経口補水液に近い成分（後に詳しく述べます）

❺スポーツ後の筋肉の再生目的➡アミノ酸（分岐鎖アミノ酸）が強化された飲料

このように、摂取目的がさまざまなので、本来はスポーツドリンクとしてひとまとめにするべきではないのです。

例えば、❹の目的で❷を飲めば、浸透圧が高いので水分吸収に時間を要します。熱中症の際に❸の目的で❺を飲めば、アミノ酸により体温が上昇してしまい熱中症を悪化させる危険もあります。

したがって、本来ならばスポーツドリンクをカテゴリー別に分けて、消費者の健康に寄与する飲料として販売するのが消費者目線といえるでしょう。

●スポーツドリンクは水分補給に適している？

その答えは、商品によりまちまちです。日常生活における水分補給ならば「お茶や水」で十分でしょう。

熱中症や脱水症のときの水分補給に関しては、第5章で詳しく述べます。これらの疾病で効果的な水分補給のポイントは、ナトリウムイオン濃度が高いこと、糖分が少ないこと、浸透圧が低いことの3つになります。

じつは、この3つのポイントが加味されているスポーツドリンクは意外にも少ないのです。

何よりも、スポーツドリンクはスポーツ後のエネルギー補給を第一としているので糖濃度が高くなります。

具体的にはスポーツドリンクの糖濃度は6～8％程度ですが、後に述べる経口補水液の糖濃度は2・5％と低いのです。

糖濃度が高いと、胃から小腸への移動速度が低下して、胃内に残ります。水分は小腸で吸収されるので、糖濃度は高くなればなるほど、水分補給の速度が遅くなるのです。

ただし、熱中症や脱水症の症状がなく、ゆっくり、じっくり水分を吸収しても待てるならば、スポーツドリンクで水分補給をしてもよいでしょう。

スポーツドリンクの正しい飲み方

スポーツドリンクは基本的にスポーツ選手のために開発された飲料です。そのため、糖質の含有量も多めなものが発売されています。

日常生活の中でむやみに摂取することはせず、スポーツで失われたエネルギー、電解質および栄養素を補うための飲料として摂取するようにしましょう。

日常的に摂取すると、むし歯の原因になったり、血糖値が上昇して食欲の低下をまねき、食事摂取量が減ったりするおそれもあります。

日常生活の中で摂取するようなことは控えましょう。

Key message

- スポーツドリンクは商品により使用用途が異なる。
- 激しいスポーツ時の水分補給に適した製品は「低糖質」「高ナトリウムイオン含有」「低浸透圧」。

18 「お風呂上がりに牛乳」の本当の効果

私のような昭和世代の人間には、お風呂上がりに冷たく冷やした牛乳を片手に飲む姿が、格好よく感じた世代です。

この話に共感できるなら、間違いなくあなたも私と同世代です（笑）。

その姿を見ると、お風呂上がりの火照ったからだを牛乳で冷やしているように見えますよね。しかし、その真相を私は医師になってから知りました。

●「お風呂上がりに牛乳」のメリット

牛乳は、入浴中に汗をかいたことにより失われたビタミンやミネラルを補給してくれます。牛乳にはカルシウム、マグネシウム、タンパク質やビタミン類が多く含まれています。

これらのミネラルや栄養素は、本来ならば食事でとれればベストなのですが、お風呂上がりには体温が高く、そのため食欲があまり出てこないことが多いようです。そんなときに、手軽に効果的に補給できる方法が「お風呂上がりに牛乳」なのです。

●冷たい牛乳でも体温を上昇させる

牛乳は、熱中症や脱水症の予防には非常に適した飲料です。

その理由は、牛乳は血液内にアルブミンなどのタンパク質をつくる素材を提供してくれるからです。血液中にアルブミンやタンパク質が増えると血液量が増加します。そのため、熱中症にともなう脱水症への効果が認められているのです。

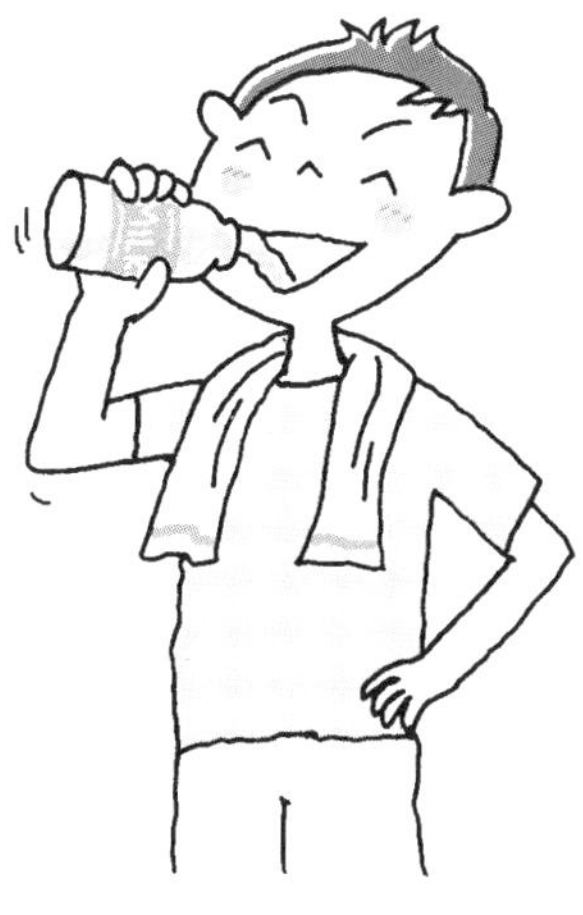

その半面、次のようなことが明らかにされています。

「熱中症になってから、タンパク質を多く含んだ食事は体温を上げ、代謝を亢進させ水分を消費させるので避けるべき」（２０１０年、オハイオ州立大学誌『Secondary Injury Prevention: Heat Stress』）

つまり、熱中症や脱水症になってから、牛乳を摂取することは避けるべきとされています。

冷たい牛乳でも、摂取するとタンパク質（アミノ酸）の作用により体温を上げてしまうからです。

●「お風呂上がりに牛乳」は湯冷めしないため

ここまでの話をまとめると、牛乳に含まれるタンパク質、アミノ酸は、体温を上昇させる効果があることがわかりました。

それでは、なぜ、お風呂上がりの体温が高い時期にもかかわらず牛乳を摂取しているのでしょうか。その答えは

「牛乳を飲むことで体温を維持して、湯冷めしないように」

つまり、持続した保温効果を狙って牛乳を摂取することが、本来の目的であることがわかりましたね。

ちなみに私たち麻酔科医は、手術中に患者さんの体温を上げるためにアミノ酸を輸液しています。

熱中症のときに絶対摂取してはいけない飲料

ここで、熱中症になったら絶対に飲んではいけない飲料を整理しておきましょう。

❶アルコール――体温を上昇させ、利尿作用により脱水症を促進する。
❷牛乳・アミノ酸含有飲料――体温を上昇させてしまう。
❸大量の真水――水中毒を起こす。

Key message

- 牛乳は、熱中症や脱水症の予防効果には優れた飲料。ただし、熱中症で体温が上昇しているときには控える。
- アミノ酸の摂取も体温を上昇させるので控える。

19 年代別の水分補給方法を知ろう

私たちは、日常生活の中で、無意識のうちに水分補給をしています。例えば、食事中から摂取したり、休憩時間に緊張や疲れをほぐすために水やお茶を飲んだり。しかし、「脱水症弱者」と呼ばれる世代、つまり小児と高齢者では、無意識に水分摂取が減っていることがあり、意識して摂取してもらう必要があります。

●一般成人の水分摂取は…喉が渇いたらすぐに

からだの中の水分量が減ると、喉が渇く（口渇感）ので、自分で意識して水分摂取することが可能です。

したがってこの年代では、「喉が渇きそうになったら…」「喉が渇いたらすぐに…」水分補給をしましょう。

小児の水分摂取は…成人以上に早めに

小児のからだには、体重の8割近くの水分量が常に必要です。

そのうえ、次のような特徴から、多くの水分摂取が必要になります。

❶汗をかく機能が未熟

汗腺（汗が出てくる皮膚にある器官）の発達が未熟なので、暑いときにすぐに汗をかき始めたり、からだの水分が減ってきたら汗をかくのを止めたりするタイミングが遅れます。そのため、からだの水分がすぐに減少してしまいます。

❷腎臓の機能が未熟

成人では、1日に200リットルくらいの尿が産生されて、そのうちの199リットルは再吸収されてか

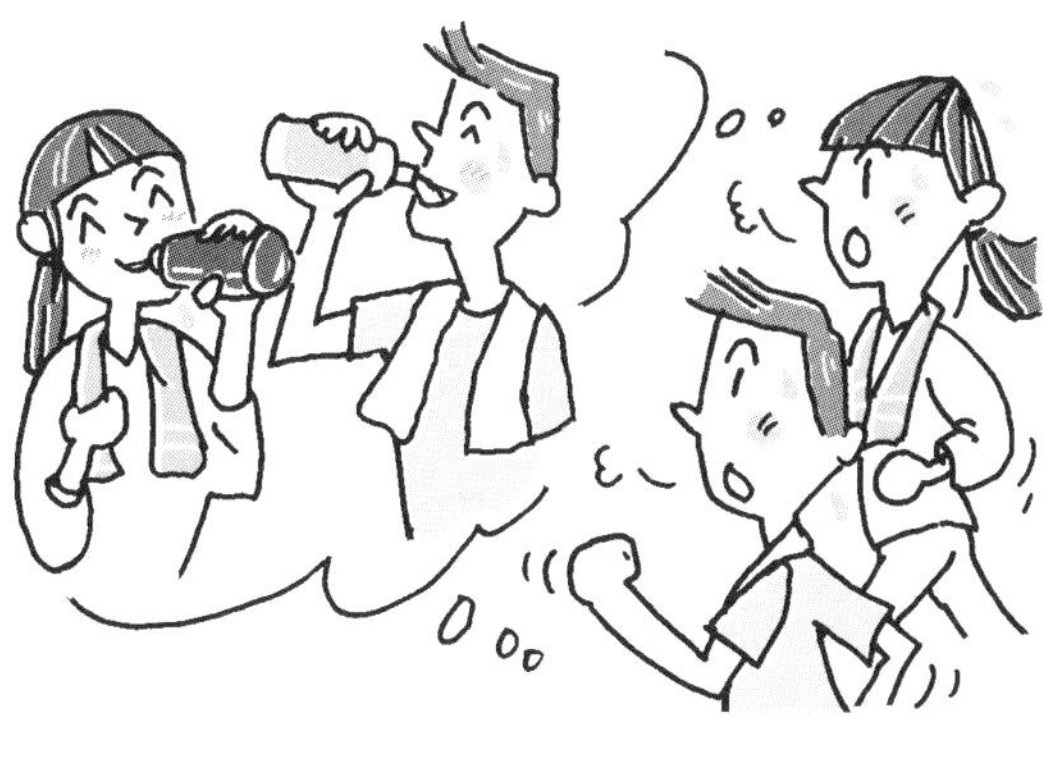

らだの中に保持され、1リットルの尿が出ます。

小児では、腎臓の機能が未熟なので、産生された尿の再吸収が十分にできずに、尿として体外へ失われてしまう可能性があります。

このため、水分をとってもからだの水分量が減少しやすいのです。

❸成長過程で水分を大量消費

小児は、成長過程にあるので、エネルギー代謝の過程で多くの水分を必要とします。このため、からだの中にある水分がどんどん消費されるのです。

❹自らの意志で水分摂取できない

小児の水分摂取は保護者の裁量に委ねられます。自らの意志で水分摂取ができないために、水分摂取のタイミングが遅れ気味になります。また、他のこと（遊びなど）に夢中になり、水分摂取を忘れてしまうこともあるでしょう。

❺成人に比べ体重あたりの不感蒸泄量が多い

小児では体重あたりの不感蒸泄量が多いので、からだから失われる水分量が多くなります（第2章参照）。

小児への水分補給のポイント

それでは、小児への水分摂取法はどのようにすればよいでしょうか。
ここでは、小児本人ではなく、保護者や介助者への指導のポイントになります。

❶常に水分摂取ができる環境におきましょう⬇水筒や給水器を設置する。

❷飲みたいときに水分を摂取させてあげましょう⬇時間を決めたりせずに、いつでも飲んでよいという許可を出す。

❸水分摂取量は年齢で決めるのではなく、好きな量を飲ませてあげましょう⬇同年齢でも成長差があるので、適量は身をもって覚えてもらう。飲みすぎてお腹を壊したり、尿が近くなったりすることで学習する。

❹飲料の種類だけは、保護者や介助者が選定してあげましょう⬇塩分や糖分が多すぎる飲料は避けるように指導する。

学校生活での水分補給の必要性

特に、学校生活では児童が自由に水分摂取できる環境が望まれます。もちろん、授業

学校生活における水分補給の必要性；４つのメリット

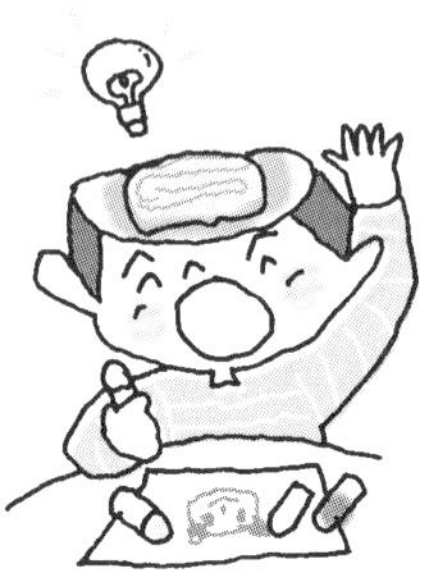

①水分補給により、児童の思考能力を向上させる。

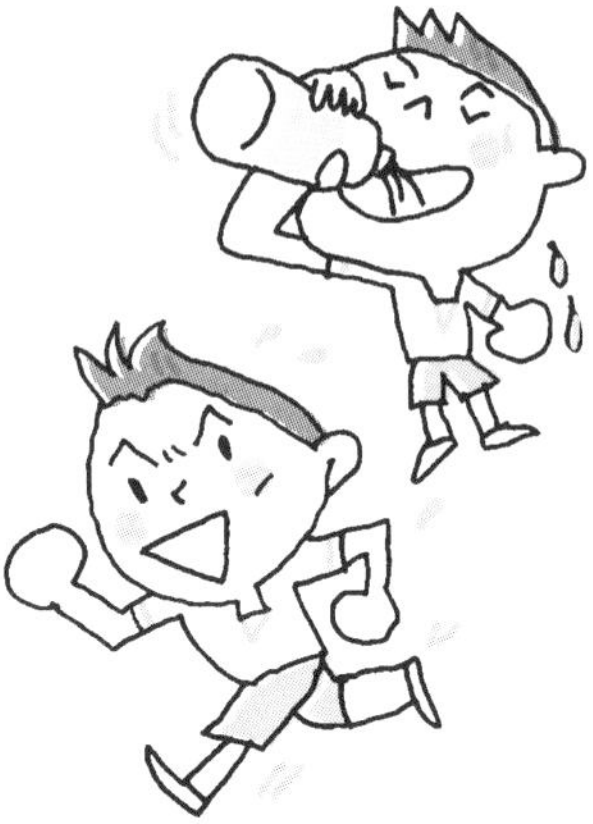

②適切な水分補給がからだを機能させるためには必要である。

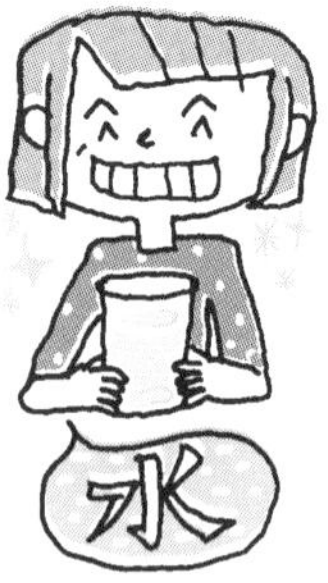

③飲水行動は、う歯（虫歯）を予防する。

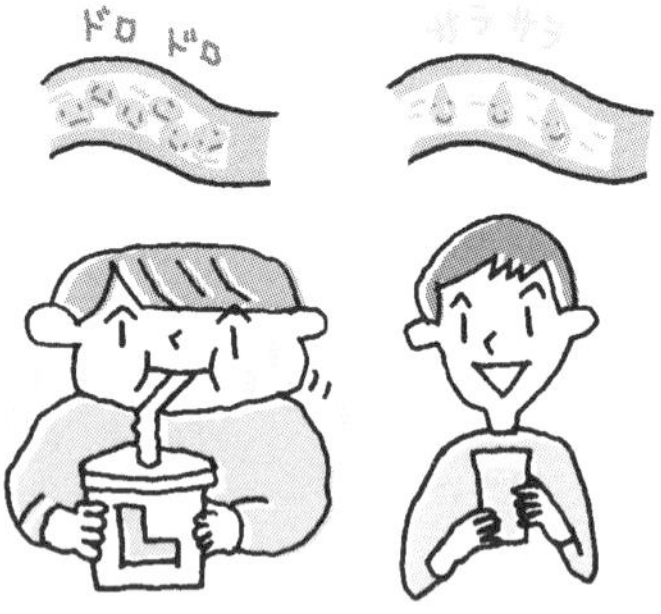

④甘い飲み物を飲む代わりに飲水することで、肥満や慢性疾患の予防になる。

中でも水分摂取しながらの聴講が望ましいでしょう。

学校生活における水分補給の必要性について、米国疾病予防管理センター（Centers for Disease Control and Prevention：CDC）から右の4つのメリットが提示されています。

高齢者の水分調節機能

高齢者のからだでは、体重の5割近くまで水分量が減少しています。それは、からだの中で水分を貯める臓器である筋肉の量が減少しているからです。そのうえ、次のような特徴から、水分摂取が進まない傾向にあります。

❶口渇感が鈍化する

加齢にともない、からだの中の水分量が減少しても喉が渇かない（口渇感が出ない）状況が起こります。

これは、脳にある口渇中枢の感度が鈍るためです。そのために、水分摂取のタイミングが遅くなりがちです。

❷腎機能が低下する

加齢にともない、腎機能、特に尿の濃縮能力が低下します。そのため、からだの中の水分量が減ったにもかかわらず、薄い尿が出続けることがあります。
　つまり、脱水症になりやすい状態にあるといえます。

❸食事量が減少する

　加齢にともない、歯牙の弱体化や食欲の減退化が起こり、食事摂取量が減少します。そのために、食事から摂取する水分量も減り、脱水症になりやすい状態にあるといえます。

❹尿意が近くなるので水分摂取を控える

　加齢にともない、泌尿器科系の疾患や冷えに弱くなり、尿意が近くなるために、水分摂取を控える傾向にあります。また、おむつで管理されている場合には、介護の負担を減らす目的で水分摂取量を控えてしまうこともあります。

❺暑さに鈍感になる

　私たちの皮膚には、暑さを感じる温感受容器と、寒さを感じる冷感受容器の2種類が存在しています。

　元来、冷感受容器の数が人では多いことが知られています。加齢にともない、両受容器の数が減り、最終的には冷感受容器のみ皮膚に残ることになります。このため、外気が暑くなっても感じにくくなり、汗で失われた水分が増えても水分摂取のタイミングが遅れ気味になります。

高齢者への水分補給のポイント

それでは、高齢者への水分摂取法はどのように指導したらよいのでしょうか。
ここでは、高齢者本人および介助者への指導になります。

❶お薬を飲むように、1日のうちに時間を決めて水分摂取をしましょう ➡ 6オンス8回法のように、量と回数を決めて飲むようにする
❷一度の水分摂取量は少なくてもよいので、回数を多くとりましょう

Key message

- 成人は、喉が渇く前、渇いたらすぐに摂取。
- 小児では、自由にいつでも摂取。
- 高齢者では時間を決めて摂取。

20 適切な飲み物の温度を知ろう

飲み物の温度には、まことしやかな伝説がありますね。

「常温がよい」「15度前後がよい」「冷たいほうがよい」「体温と同じくらいがよい」

それでは、適切な飲み物の温度とは、いったいどのくらいの温度なのでしょうか。

●適切な飲み物の温度とは…飲みやすい温度のこと

結論からいうと、飲料の適切な温度とは「個々人が飲みやすい温度」です。

その理由は、水分補給の一番の目的は、水分を多くとり体温をコントロールすることなのです。摂取した水分の温度によって体温をコントロールすることではありません。

水分摂取量を多くするためには、好みの温度の飲料を無理なく、こまめに飲むことが大切なのです。

その中でも、できれば体温に近い温度(常温〜人肌程度)を意識するとよいでしょう。なぜなら、胃腸にある消化液の働きは、体温に近い温度で最も活発になるので消化吸収がよくなるのです。

水分補給の第一の目的は体温コントロール

暑さ対策に水分補給を推奨する理由は、飲料の温度で体温を下げるためではありません。水分を十分にとって、暑いときに汗をかいて、皮膚の血流を増加させることのできるからだをつくるためなのです。

体温コントロールは次の2つの作用によって行われています。

❶発汗による気化熱を利用して体温を低下させる

❷からだの中心から体表に血流を移動させて、放熱させ体温を低下させる

したがって、からだの中に水分がたくさんあるほうが、体温コントロールには有利な環境になります。

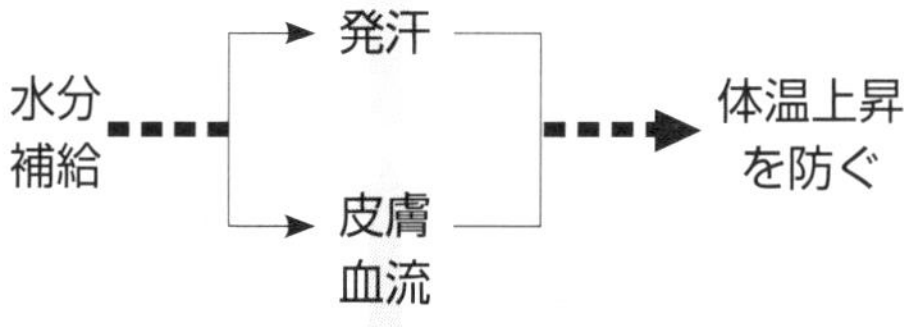

熱放散の機構

●冷たい飲料を飲むシチュエーションは高体温時

一方、熱中症や疾患で体温が上昇した場合、またはスポーツ後に体温が上昇した場合には、体温を低下させるために冷たい飲料を摂取するとよいでしょう。

ただし、摂取した飲料は咽頭、食道、胃を通過する間に体温に近い状態に温められますので、期待するほどの体温冷却効果はありません。むしろ、冷たいペットボトルでからだの太い血管（頸部、そけい部、腋窩）を外部から冷やしたほうが効果的です。

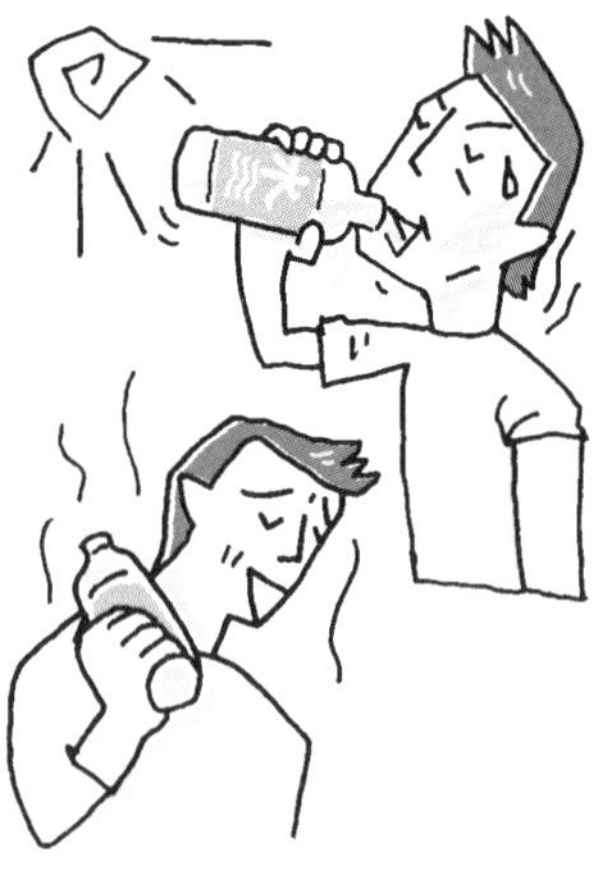

無理をして冷たい飲料を摂取して胃腸障害を起こしては元も子もありません。

熱中症などで高体温になった場合には、病院では次のような方法で冷却します。

❶部屋全体を冷やす

❷皮膚にアルコールや冷たい水を拭きかけ風を送る

❸胃に管を入れ、冷たい水を2~3リットル程度入れる

このような措置をしてもどうしても冷却しない場合には、からだの血液を体外へ抜いて冷やす体外循環や透析などの手段を使います。

これらからわかることは、500ミリリットル程度の冷たい飲料を飲んでも、体温コントロールにはあまり影響しないということです。摂取するなら2~3リットルを一度にとらないと冷却効果は得られません。恒温(体温を一定に保つ)動物であるヒトの体温を変化させるのには多少の冷たい飲料を飲んでも効果は限定的なのです。

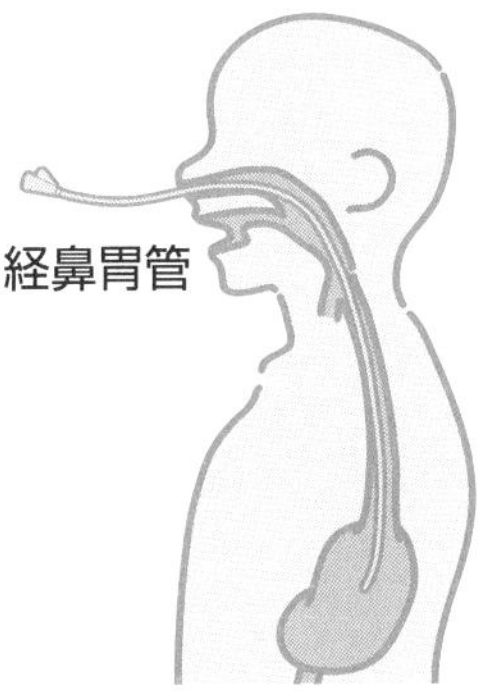

Key message

- 体温コントロールを目的とした水分補給は量をとること。
- 少しくらいの水分摂取では体温には影響しない。
- 飲みやすい温度の飲料摂取を心がける。

21 スポーツ（運動）時の水分補給方法を知ろう

スポーツ（運動）時の適切な水分補給は、重要な生理的機能の維持に役立つだけではなく、選手の疲労感を減らし、運動能力（パフォーマンス）の向上にも寄与します。

●スポーツ（運動）時の水分補給の考え方

運動時の水分補給量は体格や体質により異なります。同じ運動負荷を行っても汗をほとんどかかない選手には、他の選手と同程度の水分補給では過剰な場合もあります。

水分補給のポイントは、体重をこまめに計測すること（モニタリング）です。運動後の体重減少は水分の補給不足を意味し、体重増加は水分過剰補給を意味します。

運動時の水分補給にはスポーツドリンクが第一に選択されます。スポーツドリンクは、血液量の維持および尿からの水分損失を減らす作用において水よりも優れています。

さらにスポーツドリンクは、持久力と瞬発力の両者において活動筋が必要とする糖質エネルギー源を即座に補ってくれます。

長時間の激しい運動で汗を流す際に、自分の身体能力（パフォーマンス）を最大限活用したい場合、スポーツドリンクには、普通の水だけでは得られない効果が期待できます。

運動にともなう脱水と、判断・認知能力への影響

運動には、迅速で正確な意思決定が欠かせません。プロスポーツ選手には、特に求められる能力です。

プロスポーツでは、特異的で迅速な情報処理が必要であり、多くのスポーツパフォーマンスの基礎となっています。

いくつかの研究では、体重の1％以上の脱水は、課題遂行能力、反応時間、短期記憶、および気分状態などの認知機能を低下させることを実証しています。さらに、暑熱環境への曝露（環境にさらされること）は、性別にかかわらず、判断・認知能力に負の効果を誘発する可能性があるといわれています。

●過剰な水分補給は運動関連低ナトリウム血症（ＥＡＨ）を引き起こす

逆に、過剰な水分の摂取は、生命を脅かす運動関連低ナトリウム血症（ＥＡＨ）につながることがあります。

症状としては、低ナトリウム血症にともなう意識レベルの低下、痙攣、昏睡など、浮腫による心不全、肺水腫などが起こります。前述した水中毒で起こる希釈性低ナトリウム血症と同じ病態を起こします。

ＥＡＨはチームスポーツ選手ではまれですが、個人の長距離選手の10〜20％でイベント後に確認されています。

●水分補給のタイミング

運動の前後と運動の合間にもこまめに水分を補給することです。一度に多量の水分を摂取することは、胃腸に負担がかかり、運動のパフォーマンスにも悪影響を及ぼします。

目安として日本スポーツ協会が示している指針があります。

まず、運動開始の20〜40分前に２５０〜５００ミリリットル（ペットボトル１本分）

程度の水分をとりましょう。そして、運動中は15分おきにコップ1杯分、つまり1時間に4回、合計500～1000ミリリットルの水分補給がよいとされています。

●水・ナトリウムの摂取量目安

短時間の軽く汗をかく程度の運動（ウォーキング、ハイキングなど）では、スポーツドリンクを摂取する必要はありません。1日あたり400～600ミリリットル程度多く水分を摂取し

運動強度			水分摂取量の目安	
運動の種類	運動強度（最大強度の%）	持続時間	競技前	競技中
トラック競技、バスケット、サッカーなど	75～100%	1時間以内	250～500 mL	500～1,000 mL
マラソン、野球など	50～90%	1～3時間	250～500 mL	500～1,000 mL/1時間毎
ウルトラマラソン、トライアスロンなど	30～70%	3時間以上	250～500 mL	500～1,000 mL/1時間毎 必ず塩分を補給

出所：（森本武利：平成4年度日本体育協会スポーツ医・科学研究報告.No3 暑熱順化と熱中症.日本体育協会,pp6-12,1992）

運動強度と水分補給の目安

てください。

1時間以上汗をかき続ける運動では、運動の時間と強度により異なりますが、長時間の激しい運動（マラソン・登山など）では、ナトリウムを含んだ飲料を摂取するようにしてください。

水ばかりを飲むと希釈性低ナトリウム血症（運動誘発性低ナトリウム血症：EAH）になるので注意しましょう。成人（18歳以上）の運動時の発汗量は、0・5〜4・0リットル／時、運動時のナトリウム損失量は、0・2〜7・3グラム／時であることが確認されています。

Key message

- 脱水は、運動パフォーマンスを低下させる。
- 1時間以上の運動ではナトリウムイオンの補充を意識。
- 水の過剰摂取は低ナトリウム血症のハイリスク。

22 生活習慣病を予防する水分補給

生活習慣病を予防する手段としては、世間一般的には食生活の指導が多い傾向にあります。

例えば、塩分のとりすぎだとか、エネルギー過多、脂質過多などが着目されがちです。また、喫煙、飲酒、運動不足の習慣なども大きな要因として取り上げられます。

ところが、生活習慣予防の指導として水分補給に関しては、とても大事なことなのにもかかわらず、あまり語られてきていません。

まずは、個々人の適切な水分量を管理して維持することから始めましょう。

それが脱水や溢水を防ぎ、からだの体液量を保つようにすることで、生活習慣病の予防につながるのです。

例えば、からだの中の水分量が増えてしまったら、血圧が上がり、心臓や腎臓に負荷がかかります。

結果として、高血圧、心臓病、腎臓病という生活習慣病につながります。

逆にからだの水分が足りなくなると、今度はいろいろな臓器の血流が滞って、いわゆる臓器への血流が途絶える「梗塞」が起きてしまいます。

その結果、恐ろしい病気である脳梗塞、心筋梗塞、エコノミー症候群（肺梗塞）などが起こります。

一例として、脳梗塞の発症を見てみましょう。

脳梗塞は朝方に起きることが多いものです。救急車で運ばれてくるのは、だいたい朝方です。

この原因をたどってみると、生活習慣病である動脈硬化に加えて、夜間に脱水症になり、朝方に体内の水分が枯渇し脳への血流が途絶えて脳梗塞が発症したと考えられるのです。

このような生死にかかわる脳梗塞を防ぐには、まずしっかりとした水分補給をし、毎日の生活習慣を適切にしていくことがとても大切です。

生死に関わるほどでなくても、水分不足によって生じるからだへの悪影響がありま す。水分不足により尿量が減少すると、膀胱炎や腎盂腎炎を繰り返し、将来的に腎臓病の一因になりかねません。水分不足は便を硬くするので慢性的な便秘の原因になります。その結果、腸内細菌に乱れを生じて免疫機能が低下したり、排便時に強くいきんで血圧の上昇をまねいたりして、心臓への負担が増してしまいます。

こうした生活習慣病を防ぐ手段として、適切な水分補給は必須なのです。

まず水分管理をきちんとしたうえで、塩分をとりすぎず、エネルギー過多、脂質過多にならない食生活にし、睡眠や適度な運動も心がけます。

あなたや大切な人のいのちを守るために、生活習慣病予防の一環にも水分補給に留意した生活を送りましょう。

Key message

- 適切な水分補給は生活習慣病を防ぐ。
- 生活習慣病の予防には、①適切な水分管理、②食生活の見直し、③質のよい睡眠と適度な運動を心がけること。

23 太らないための水分補給

最初に申し上げておきます。

痩せるための水分補給法は実在しません。

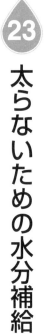

その理由は、本書でも学んできたように、体重の6割は水分が占めているからです。医学的に確実に早く痩せる方法は、水分をとらないか、利尿薬を内服して、水分を体外へ排泄させることです。これはともにむくみや心不全を起こした場合の病気の治療であり、健康な人が実施すべきことではありません。リバウンドでかえって太ることもあるのです。

よく患者さんから聞くのは、ダイエットサプリを飲んでいる間はたくさん尿が出て痩せているけど、止めた途端にリバウンドで太るという話です。それではサスティナブル（sustainable：持続可能）ではありません。でも安心してください。本書では、太らないためのサスティナブルな水分補給法を伝授しましょう。

●適切な水分補給を継続する

本書でも適切な水分摂取量に関しては詳しく繰り返し述べてきました。水分摂取量は個人によるオーダーメイドです。したがって、規定された水分量を漠然と摂取するのではなく、アウトカム（結果や成果）が得られていれば適切な水分量なのです。

本稿での適切な水分摂取量のアウトカムは「太らない量」です。結論からいえば、体重計測を頻回に行い、太らない量の水分摂取量を個々で見つけることになります。

水分補給を継続する目的は、代謝過程で不要になった老廃物を排泄したり、便通をよくしたりするためです。老廃物の貯留や便秘は体重増加の原因や万病のもとになります。

体重を計測しながら適切な水分補給量を見つけ、水分補給を継続するサスティナブルなサイクルができあがればベストです。体重計だけあればできるので、誰でもどこでも可能ですよね。決して、水制限をしたり、水だけを飲む水飲みダイエットなんてしないでください。さらには、適切な水分摂取は空腹感も満たすので、食べすぎの予防にもつながります。

塩分を控える

塩分を摂取することで血圧が上昇したり、むくみが出現したりすることはご存じでしょう。その機序を知ると、塩分の過剰摂取は肥満をまねくことが理解できます。

日本人は通常の食生活でも1日あたり10グラム以上の塩分を摂取していることが明らかにされています。世界保健機構（ＷＨＯ）が提案している適切な塩分摂取量は1日あたり5グラム未満としています。塩分の過剰摂取で高血圧になる機序は、塩分の移動に伴い浸透圧が上昇し、水が移動するからです。つまり、塩分がからだに貯まると水もからだに貯まり、血圧や体重が上昇するのです。

したがって、太りたくなかったら塩分を過剰に摂取しないように心がけることです。日本人は塩分過剰状態にあります。太りたくなかったら、まずは塩分制限です。

アルコール過剰摂取を避け、禁煙も徹底する

いくら適切な水分摂取量を維持して塩分を制限しても、喫煙していたら意味がありません。水やナトリウムイオンの排泄や再吸収は腎臓の尿細管で行われています。喫煙は、

腎臓の細動脈に障害を与え、腎機能の低下をまねきます。当然、腎臓の尿細管の排泄・再吸収能力を劣化させます。

就学前の小児や高齢者の腎機能が低下しているために、脱水症やむくみが生じやすいのは周知のことです。体内水分量の維持に大切な役割を担う腎機能を守るために、受動喫煙も含め禁煙を徹底することが太らない秘訣です。

アルコールの過剰摂取は腎機能に加え、肝機能にも障害を与えます。肝機能が悪化すると血管内のタンパク質の量が減り、むくみの原因となります。

つまり、肝機能が悪化すれば全身のむくみにつながり、体重増加にもつながるのです。アルコールは食欲増進効果もあり、それはそれでいいことなのですが、肥満の一因にもなるのです。

●むくみを怖がらないで水分摂取は継続

むくみは太る原因の1つです。しかし、病的なむくみは、じつは体の外からは見えないむくみなのです。心不全や肺水腫（肺のむくみ）は、水の過剰摂取や排泄障害の結果起こります。前述した肝機能障害も同様です。

しかし、足がむくんだり、顔がむくんだりするくらいは、病的なむくみではありません。むしろ、健康な人が疲れ、アルコール過剰摂取、塩分過剰摂取の結果、一時的に血管外に水分が漏出した結果と考えてよいでしょう。

なぜ、水分が血管外に漏出するかというと、適切な栄養をとらないからなのです。特に、血管内のタンパク質が減少したり、からだに炎症が起きていたりすると、血管外に水分が漏出します。決して、水分のとりすぎではありません。

●自律神経を安定させるために規則正しい食生活を

腎機能と同様に水分維持に関係する、つまり体重に関係する体の機能が自律神経です。自律神経とは、交感神経と副交感神経のことです。交感神経は車のアクセル、副交感神経はブレーキの役割を担い、からだのバランスを保っています。体重に関係することを表に示します。

表を見てわかるように、交感神経が亢進しすぎるとダイエット効果はありますが、むくみが出たり筋肉量が減少したりして、健康にはよくないでしょう。

副交感神経が亢進しすぎると排便や排尿が増加しますが、健康にはよいでしょう。

自律神経の働き

	交感神経	副交感神経
食欲	低下	亢進
消化液	分泌減少	分泌増加
お腹の動き	低下	亢進
排便	減少	促進
筋肉	崩壊	合成
脂肪	崩壊	合成
尿量	減少	増加

どちらも亢進させすぎず、バランスを維持することが大切であることがわかりますね。そのバランスを維持するには、質の高い睡眠をとり、バランスのよい食事を心がけることです。

当たり前のことですが、それが太らないコツ、その中に適切な水分補給も含まれるのです。

さまざまなダイエット法を試みる以前に、この5つができていることを確認してくださいね。

Key message

- 太らない水分補給法は、体重を計測しながら適切な水分補給量を見つけ継続する。
- 太らない5つのコツとは、①適切な水分補給、②塩分制限、③禁煙、④アルコール過剰摂取を避ける、④質の高い睡眠、⑤バランスのよい食事。

24 肌トラブルを防ぐための水分補給

むくむのが嫌だからといって水分補給を避ける人が多いようです。

しかし、水分補給法を間違えるとお肌に悪いことがあるということも知っておいてください。

●肌の20〜30％は水分——水分量が減少すると肌トラブルが起きる

私たちの皮膚の20〜30％に水分が含まれていることがお肌の維持には大切です。

私たちが外から見える皮膚は「皮脂膜（皮膜層）」と呼ばれます。

その下の最も外側には約0・02ミリと非常に薄い「角質層」があります。角質層の中には約10層の「角質層細胞」があり、コーニファイドエンベロープという膜に包まれています。

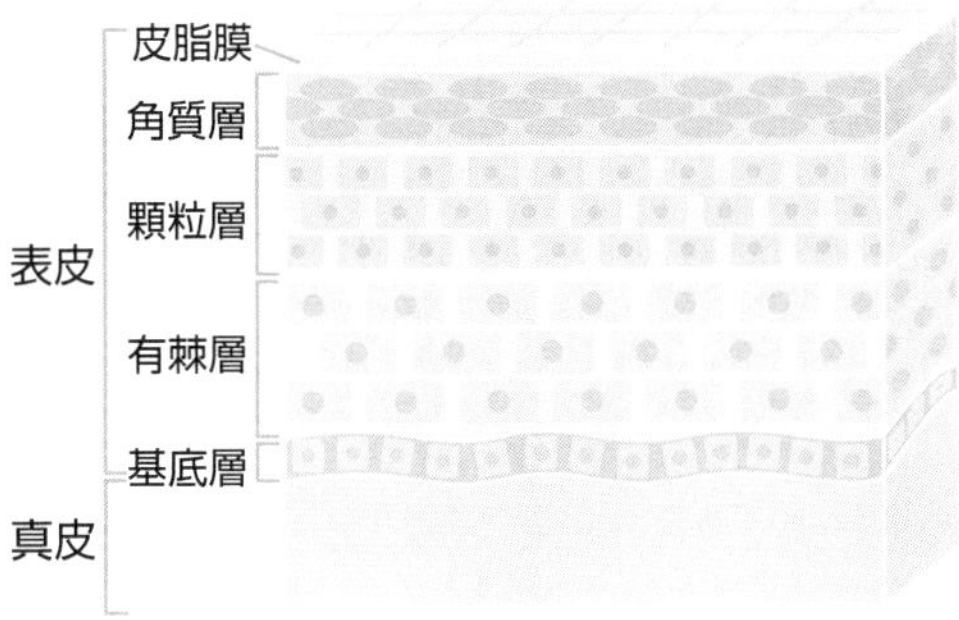

角質層細胞の中には、ＮＭＦ（エヌ・エム・エフ）と呼ばれる天然保湿因子があり、水分が保持されているのです。

皆さんが気になるアンチエイジングケア化粧品によく配合されているアミノ酸は、ＮＭＦの原料にもなります。

さらに角質層細胞のすき間を埋めるように「細胞間脂質」が存在しています。そして、皮膚の最も外側には「皮脂膜（皮膜層）」が形成され、角層の水分の蒸発を防いでいるのです。

これらコーニファイドエンベローブ、ＮＭＦ、細胞間脂質、皮脂膜の４つの要素によって肌の水分量が保たれているのです。

したがって、そのどれか１つの機能が障害を受けても皮膚から水分が失われ、皮膚から水分が失われた結果、お肌のトラブルが生じるのです。

●肌の水分量を維持するためには保水＆補水を心がける

肌に含まれる20〜30％の水分量を維持することで肌トラブルを防ぐことができます。水分量を維持するためには、からだの外側と内側からの適切な水分補給が必要になります。

❶外側からの水分補給（保水）

化粧水や水分を噴霧させる保湿ケアで肌の水分を補うことが大切です。化粧水や水分噴霧で肌の保水力を外側からサポートすることで、うるおいのある肌へと導けます。肌の水分量が不足している場合、皮脂も不足している可能性があるため、乳液やクリームで脂分を補うこともよいでしょう。

❷内側からの水分補給（補水）

日々の適切な水分補給（補水）に加え、生活習慣の改善も心がけましょう。適切な睡眠時間、バランスのよい食事、適度な運動に加え、過剰なアルコール摂取を避けて禁煙を心がけるというような生活習慣を保ち、適切な水分補給を内側から行うこ

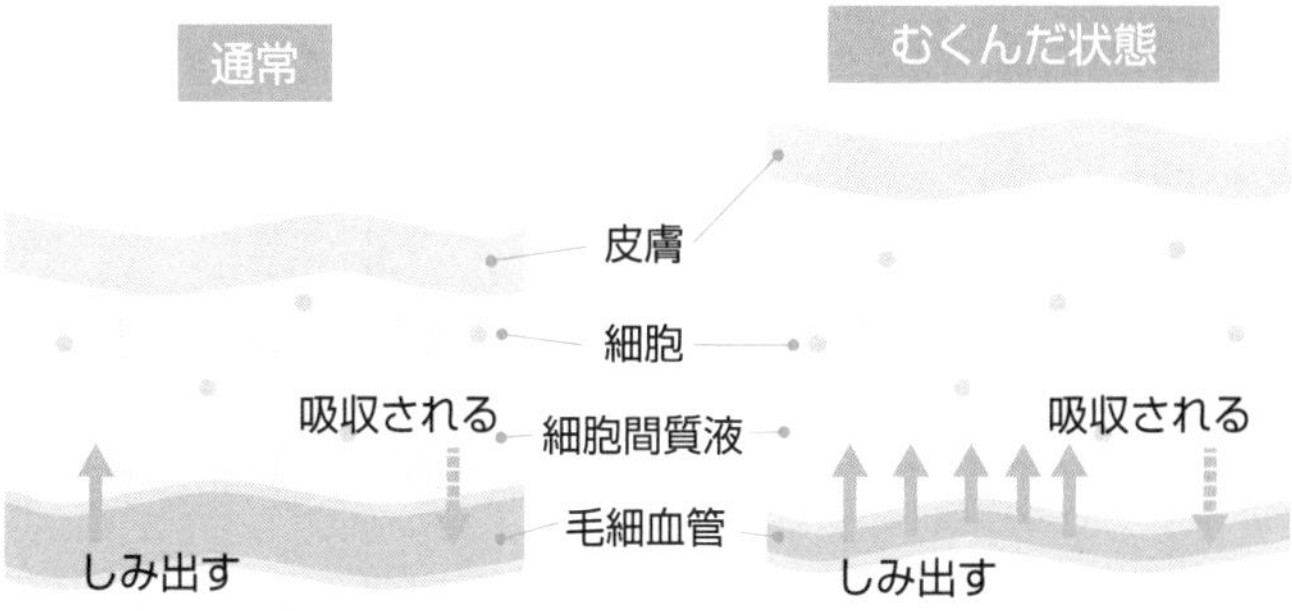

むくみが起こるメカニズム

とで肌の水分を保持させます。

生活習慣の乱れや過度なダイエットは、成長ホルモンの分泌を低下させ、肌のターンオーバーのサイクルを乱します。その結果、健康な角質層を保てなくなり、肌の水分量が減少します。

生活習慣の改善に加え、適切な水分補給（補水）をすることで、お肌の水分が維持され、トラブルが回避できるのです。

❸肌の張りを維持するためには規則正しい食生活が大事

肌には20～30％の水分が必要で、それ以上の水分が含まれるとむくみが出現してしまいます。例えば、二日酔いのときの目のクマや顔のむくみとして。驚くことに、このときには血管の中は水分が減少していて、血管の外に水分が出すぎているのです。医学的には、「血管内脱水」という診断名になります。血管内が脱水すると新陳代謝が低下して、太る原因になるとともに、むくみも出現して体重は増加します。

通常に比べてむくみが出る時期は、血管から血管外に出る水分が増えます。この原因は、血管の壁の隙間が大きくなるためです。この大きくなる原因は、炎症や血液中のタンパク質の減少です。

したがって、むくみのあるときに水分摂取を制限するよりも、炎症の原因や低タンパクの原因を除去するほうが効果的なのです。

お肌の張りを保つためにも、適切に水分を摂取して、血管外に水分が出ない工夫をすることが大切です。

血管外に水分を出さないようにするためには、炎症の原因になる食生活の乱れや感染症にかからないこと。そして、タンパク質を十分に摂取して適度な運動をすること。これらによって、肌の弾力性を維持することが可能です。

第4章

脱水症のことを知っておこう

これまでに、体内における体液の働き、水分補給の重要性、水分補給法などについて学んできました。

水分補給がしっかりできていないと、いわゆる「脱水症」や「熱中症」を引き起こします。第1章でも、脱水症・熱中症を侮ってはいけないと述べましたが、これらは死に至る大変危険な症状をもたらします。

毎年1000人近い人が熱中症で亡くなっています（2018年1518人、2019年1224人）。このうち8割は高齢者です。

高齢者において、熱中症で重症化しやすい主な理由は、体温調節機能が低下していることや、からだの水分量が少ないことが挙げられます。からだの水分量が少ないと、汗によって失った水分がたとえ少量であっても熱中症にかかりやすく、重症化しやすくなるのです。

第4章では、脱水症の真因や症状のほか、適切な対処法などを、より詳しく解説していきます。

25 これが脱水症だ

脱水症とは、体液、つまり水・電解質・非電解質が体内から失われた状態を指します。

ここでいう「水」とは、真水（＝electrolyte free water 無電解質）のことです。

電解質とは、ナトリウム・カリウム・カルシウム・マグネシウム・塩素・重炭酸イオンなど。非電解質とは、ブドウ糖、尿素などのことを指します。

●脱水症の直接の原因は「IN不足」と「OUT過剰」

脱水症になる要因は、体内に入ってくる水分量と、体外へ出ていく水分量のバランスが崩れたときに起こります。

通常は、体内へ摂取する水分（in）の量と、体内から出ていく水分（out）の量が同等であるので、人の体液量は一定に保たれています。

水分出納のバランスが崩れると脱水症になる

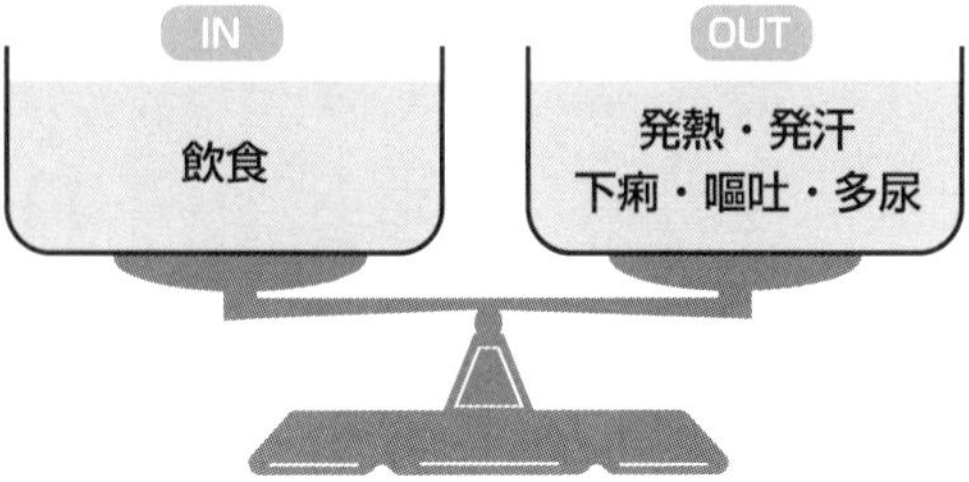

しかし、食事や水分をとりすぎたり（in）、嘔吐などによって体液のもとになる成分の水・電解質・非電解質の摂取不足などによって体液喪失（out）が過剰になると、一定に保たれていた体液量がバランスを崩して脱水症を引き起こします。

つまり、脱水症は水分の in-out のバランスの乱れによるのです。

脱水症の真因は多岐にわたる

脱水症の直接の原因である体液の過不足は、どのようにして起きるのでしょうか？

第一に、病気による発汗、下痢、嘔吐、多尿、出血など、体液の喪失過剰により生じます。また、病気により食事摂取量の不足や消化管に通過障害があると水分の摂取不足により脱水症を生じます。

一方、病気でなくても、日々の水分や食事摂取量が少ない場合にも脱水症になります。スポーツや入浴にともなう発汗でも、（out が）過剰になれば脱水症になりますし、脱水症の真因は多岐にわたります。

●病気と体液喪失

脱水症の原因はさまざまで、多くは体液の喪失をともないます。
ここでいう体液とは、発汗に伴う汗、下痢便、嘔吐による吐物などのことです。
以下のように病名と体液喪失の関係があります。

【病名】⬇【体液喪失】
- 熱中症⬇発汗
- ノロウイルス性胃腸炎⬇嘔吐および下痢
- インフルエンザ⬇高熱にともなう発汗
- 新型コロナウイルス感染症⬇高熱にともなう発汗

●食欲不振でも脱水症になる

前述のように、病気で体液が喪失すると脱水症になるのですが、特段病気でもないけれど、体調がすぐれず食欲不振の場合でも、それが水分不足となって脱水症になることもあります。

高齢者や筋肉量の少ない人で食欲不振が続くと、ゆっくりと脱水症が進行します。その場合、症状として現れにくい傾向にあります。

特に高齢者では、食間の水分摂取を怠ると脱水症になりやすいようです。

Key message

- 脱水症とは、体液を失う病態。
- In-out のバランスの乱れで発症。
- 高齢者では、食間の水分補給の不足で脱水症に。

26 脱水症の症状は3つの臓器の同時異常から連想

脱水症の症状について教科書的には、口渇感、汗が出なくなる、尿が濃くなるなどが挙げられています。

しかし、高齢者では脱水症になっても口渇感が出現しなかったり、尿の色が薄いままであったりします。

では、どんな症状が出現したら脱水症を疑うのでしょうか。

その答えが、「脱水症の症状は3つの臓器の同時異常から連想する」です。

脱水症の影響を受けやすい3つの臓器

成人のからだは、体重の6割が水分で占められています。その中でも、脳・消化器（胃・腸）・筋肉の3つの臓器は水分含有量が9割近くになります。

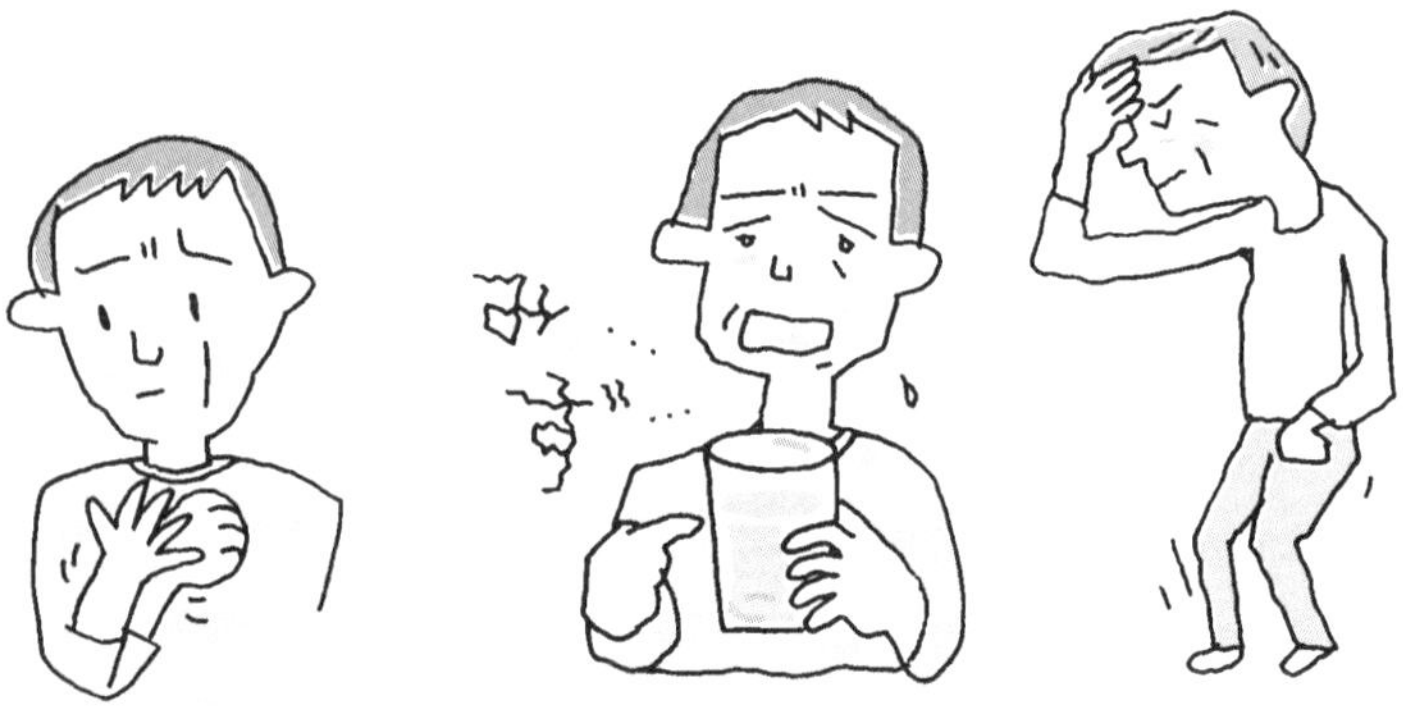

そのため、脱水症になると、これら3つの臓器に異常が出現しやすくなります。

脱水症は、3つの臓器の異常が同時に出現することで、他の疾患の症状との鑑別になります。

【例】

脳梗塞➡手足の麻痺、ろれつが回らない

脱水症➡手足の脱力に意識レベル低下や食欲不振を併発（複合症状）

●脳に脱水症が起きたときの症状

脳に脱水症が起きたとき、つまり脳血流が減少したり、脳実質の含有水分量が減少したりすると、次のような症状が出現します。

- **意識レベル・集中力の低下、認知機能の低下**
- **頭痛・悪心**

・けいれん・昏睡

消化器官に脱水症が起きたときの症状

消化器官に脱水症が起きたとき、つまり胃や腸の血流が減少したり、消化器官自体の含有水分量が減少したりすると、次のような症状が出現します。

・食欲低下
・悪心・嘔吐
・下痢
・便秘
・腹痛

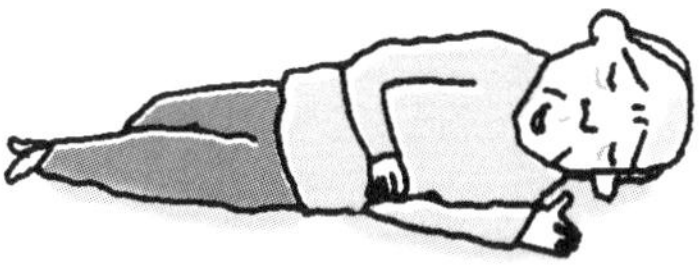

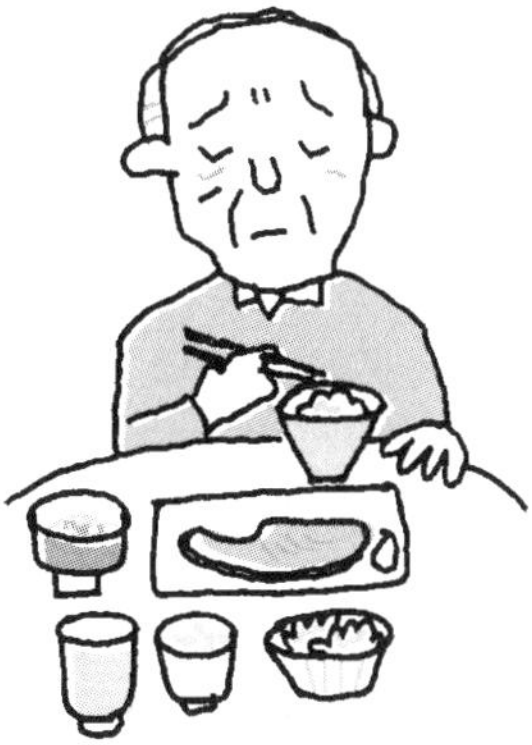

●筋肉に脱水症が起きたときの症状

筋肉に脱水症が起きたとき、つまり筋肉に行く血流が減少したり、筋肉自体の含有水分量が減少したりすると、次のような症状が出現します。

・筋力低下
・筋けいれん・こむら返り
・筋肉痛
・麻痺

これら3つの臓器の異常症状に加えて、脱水症ではさまざまな症状が出現します。特に、小児や高齢者では、脱水症の症状に気がつきにくいので、これら3つの臓器の症状をよく見るようにしましょう。

繰り返しになりますが、各臓器症状が重なって出現したら（複合症状）、大きな病気を疑う前に脱水症を疑うようにしてください。

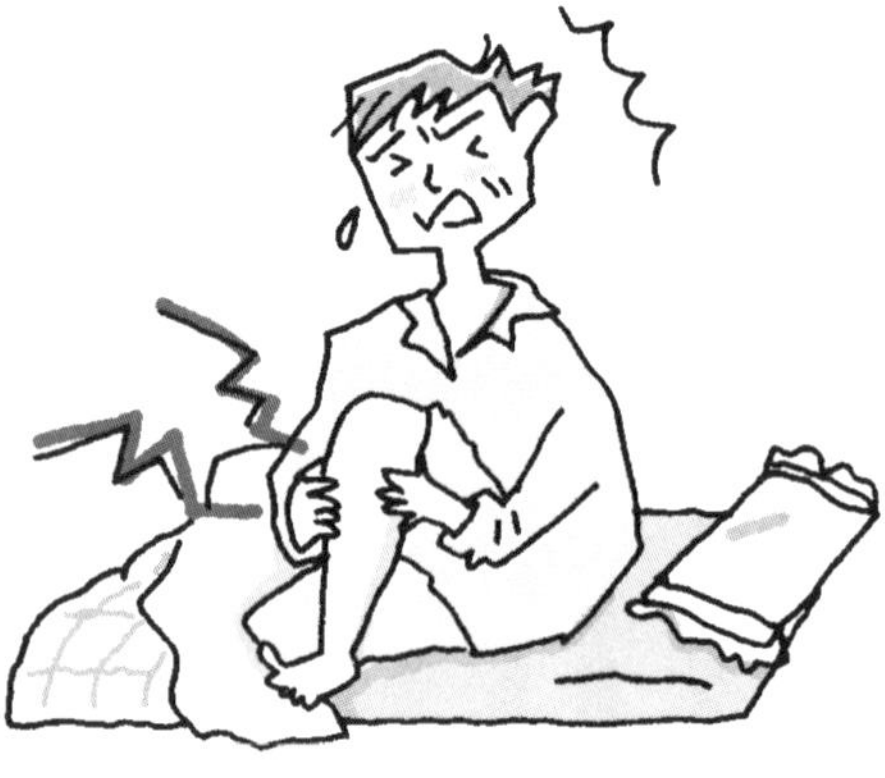

似たような他の疾病と脱水症の違いがわかる1例を示します。

【例】

・感染性胃腸炎⬇嘔吐、下痢、腹痛という消化器症状が中心

・脱水症⬇下痢、嘔吐に頭痛や筋肉痛をともなう複合症状

Key message

脱水症の症状は水をたくさん必要とする3つの臓器に出現しやすい（脳、消化器官、筋肉）。

脱水症は1つの臓器症状ではなく、複数の臓器症状として出現する。

27 こんな不調もあんな不調も…じつは脱水症が原因か

みなさんは、脱水症と聞くと、自分には縁遠い存在に感じているのではないでしょうか？

じつは、脱水症の存在を知ると、さまざまな体調不良の一因になっていることがわかります。ここでは、脱水症と関連したさまざまな体調への影響を紹介します。

●集中力・記憶力・認知機能の低下

脳に脱水症が起きると、中枢神経の異常が生じます。

若い人では、集中力の低下、高齢者だとせん妄症状や記憶力や認知機能が低下します。

これらの症状は、脳血流の低下、脳血流の電解質濃度の異常、脳実質の異常などで起こります。

脱水症が悪化すると、意識レベルの低下、昏睡、痙攣などに至ります。

【例】

・運転中に脱水症を生じると⬇集中力が低下して、交通事故につながる

●膀胱炎・腎盂腎炎を繰り返し起こす

脱水症になると尿量が減少します。

尿量が減少すると膀胱内や腎尿路系に尿がうっ滞（うったい＝血流などが停滞した状態）します。尿がうっ滞すると、そこに細菌が繁殖しやすくなります。

その結果として、膀胱炎や腎《じん》盂《う》腎炎《じんえん》を繰り返し起こすようになります。

【例】

・介護者のおむつ交換の負担を軽減するために水分投与を控えた⬇結果として、尿路感染症

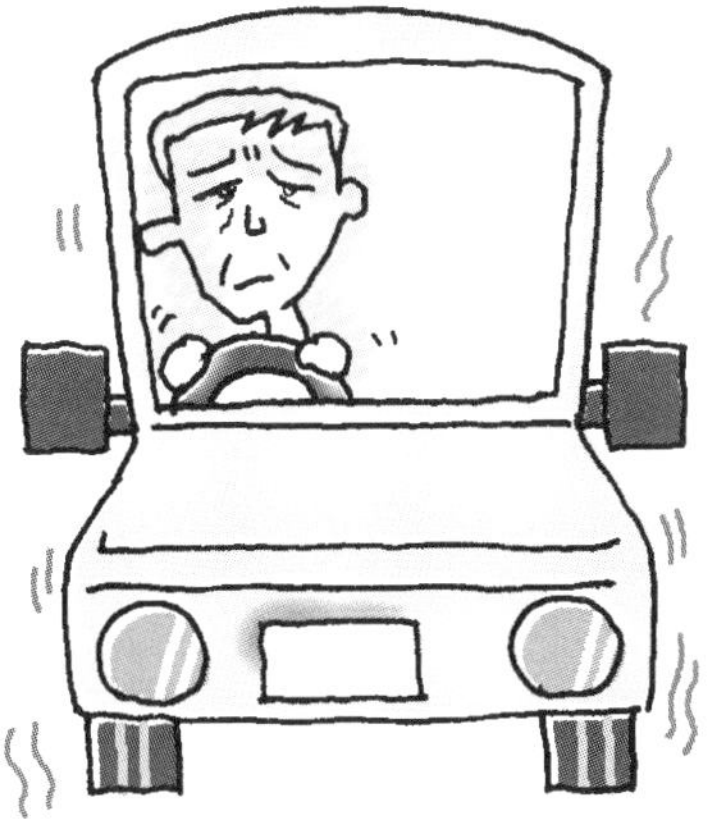

を繰り返し発症するようになった

●運動時のパフォーマンス低下

運動による発汗で脱水症を生じると、当然運動のパフォーマンスが低下します。そして、パフォーマンスの低下はケガの原因にもなります。

これらの機序は、脱水症により脳の血流が減少して集中力が低下したり、筋肉の血流が減少して、筋力の低下や動きが緩慢になったりします。

その結果、パフォーマンスが低下して、ケガにつながったりするのです。

【例】

・炎天下で野球の練習中に水分補給を制限した ⬇ 結果として、パフォーマンスが低下して、実力を十分に発揮できなかった

●原因不明の微熱

脱水症になると、体液量が減少するために発汗量が低下します。

発汗量の減少は、からだの放熱を妨げ体温を上昇させます。さらには、全身の血流も減るために、皮膚血管に血流が行き渡らなくなります。このため、皮膚からの放熱も妨げられ、体温を上昇させます。

結果として、熱がからだにこもり、体温が上昇し微熱を発するのです。

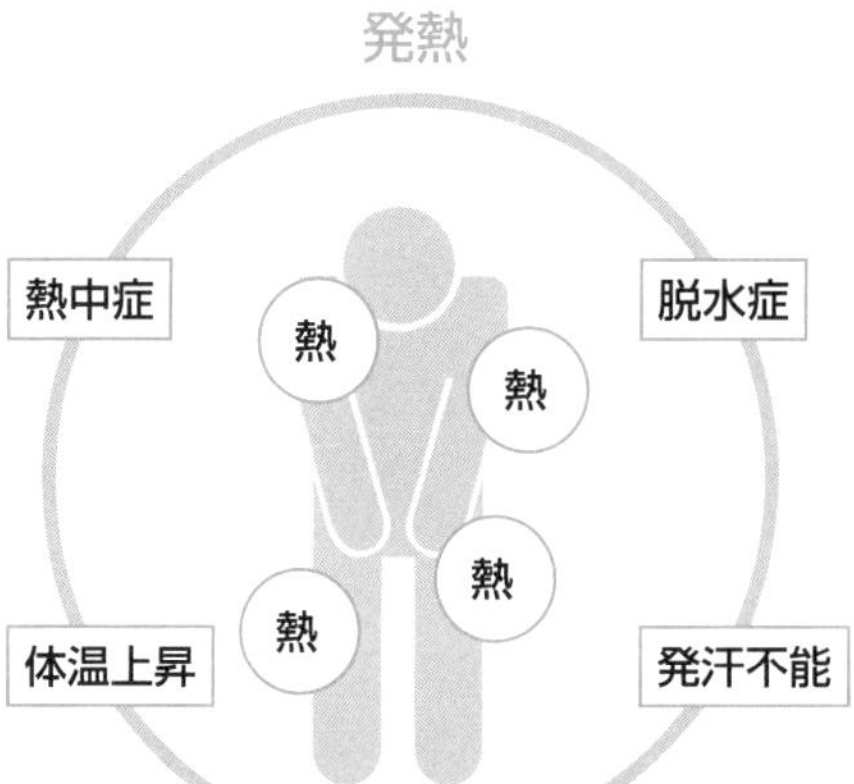

こもり熱

●二日酔い

飲酒によりからだにアルコールが入ると、脱水症を起こします。

機序としては、アルコールの利尿作用に加えて、アルコールが分解されるときにからだの水分が消費されるからです。

アルコールは、飲めば飲むほどからだを脱水傾向にします。その結果として、アルコールを飲んだ翌朝に出現する体調不良が二日酔いです。

二日酔いの原因は、アルコールの代謝産物であるアセトアルデヒドと脱水症と考えられています。アセトアルデヒドは血管拡張作用があるので、頭痛、吐き気、動悸などを引き起こします。

【二日酔いはこうして起こる】

・アルコールによる脳血流の減少、アセトアルデヒドによる脳血管拡張 ⬇ 頭痛

・消化器官への血流減少、アセトアルデヒドによる嘔吐中枢の刺激 ⬇ 吐き気

・全身の血流減少 ⬇ 全身倦怠感、筋力低下

この仕組みがわかれば、おのずと二日酔いの対処法がわかりますね（第1章で解説）。

最良の対策は、水分をたくさん摂取して脱水症を改善させ、尿からアセトアルデヒドを排出させることなのです。もちろん飲みすぎないことが、もっと最良の対策ではあります（笑）。

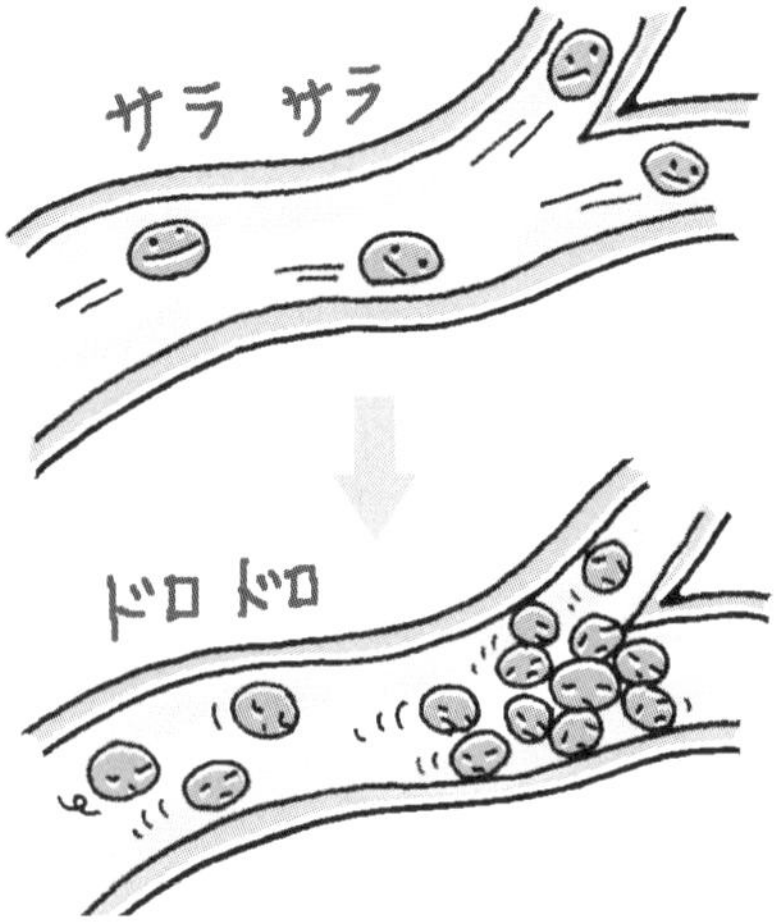

脳梗塞、心筋梗塞、肺塞栓

脱水症により血液がドロドロになると、２つの機序により脳梗塞、心筋梗塞、肺塞栓などが起こりやすくなります。いずれの疾患も致命的なもので、脱水症が重篤化した結果として起きる代表的な疾患です。

血液がドロドロになると…

- **脳血流・心臓の冠動脈・肺動脈の血流が滞り、各臓器の血流不足 ⬇ 酸素や栄養素が運び込まれなくなる**
- **血管内に血栓（血の塊）が形成 ⬇ 血栓が各臓器に飛び、梗塞症状を引き起こす**

Key message

- 脱水症はさまざまな症状を引き起こす。
- 重篤になると致命的な疾患を引き起こす。

28 あの痛みは脱水症が原因だった！

脱水症になると、からだのあちこちが痛くなります。もともと腰痛や関節痛などの慢性痛がある人は、その痛みが増大します。さらに熱中症になると、口唇がピリピリしたり筋肉が痛くなったりします。脱水症とからだの痛みの関係を知っておきましょう。

●脱水症で痛みが増強する

脱水症で痛みが増強する機序は、麻酔科領域の研究で明らかにされています。

【例】ボクサーが減量のために発汗と水分

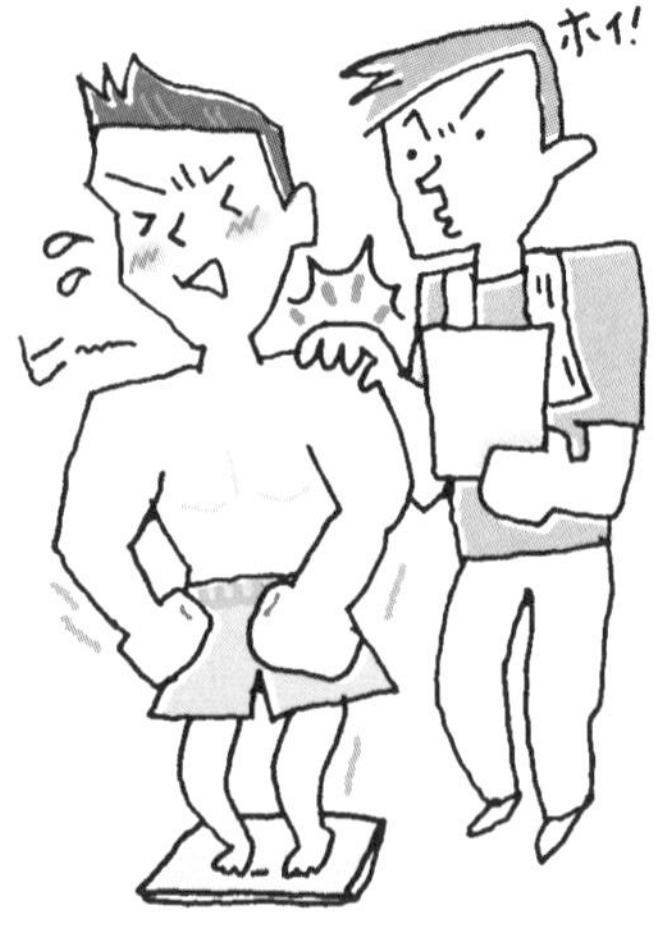

制限により体重を絞った➡脱水症となり、ちょっと触っただけでもピリピリ痛い！ というようなことがよくあります。

●脱水症で痛みが増強するのはなぜ？

脱水症で痛みが増強するのは、痛みの閾値《いきち》の変化をみれば理解できます。

痛みの閾値とは、痛みの刺激を与えたときに、どの程度の刺激で痛いと感じるかを表したものです。

痛みの閾値が低ければすぐに痛がり、閾値が高ければなかなか痛がらないということです。

脱水症になると
➡全身の血流が減少
➡脳血流も減少
➡脳血流のうち最後まで痛みの中枢への血流は保たれる
➡痛みの閾値が低下

➡痛みが増強したり、新たな痛みが生じたりする

これは、人を外敵から守るために備えられた機能なのです。痛み刺激に敏感であれば、外敵からの攻撃をすぐに察知できます。大変よい機能である半面、ヒトは生死をさまよう直前まで痛みを感じてしまうのです。

●痛みを軽減するために補水を

以上のように、脱水症は痛みを増悪させたり、新たに出現させたりするのです。したがって、脱水症を治療すれば、痛みが軽減したり消失したりすることもあるのです。鎮痛薬を使用することなく、水分補給によって痛みの治療ができることは大変素晴らしいことです。

Key message

- 脱水症は、痛みを増悪したり、新たに出現させる。
- 脱水症を治療すれば痛みが軽減・消失する可能性も。

29 脱水症の2つの分類法を知る

脱水症を見つけたときに、次に大事なことは、どのようなタイプの脱水症かを見極めることです。

その理由は、分類の結果により対処法が異なるからです。

大切な人のいのちを守るためにも、これはぜひ知っておきたい知識です。

ここでは、脱水症の重症度およびタイプによる分類法について解説します。

●重症度による分類法

脱水症の治療は、重症度を判断することから始まります。脱水症の重症度によって、その対処法が決まります。

重症度の分類は、体重減少率（%）から判断されます。

体重減少率が3～5％であれば「軽度の脱水症」、6～9％程度であれば「中等度の脱水症」、10％以上であれば「高度の脱水症」というように、3段階に分類されます。

ただし、分類するには通常時と脱水症時の正確な体重測定が必要になります。

脱水症の重症度分類ができたら、米国疾病管理予防センター（CDC）から公表されているガイドラインに従って治療を進めます（第5章で詳しく解説します）。

治療方針は、軽度～中等度の脱水症であれば経口補水療法（ORT）、重度の脱水症であれば輸液療法が第一選択になります。

●急性か慢性かによる分類（新しい分類法）

新しい脱水症の分類法として、脱水症の成因により、「慢性型」あるいは「急性型」の2つの型に分類する方法があります。

この分類のメリットは、成因から分類することで、採血しなくても血清浸透圧値（濃い液体が薄い液体から水分を引っ張る力のこと）まで想像がつくことです。慣れると治療方針までわかるようになります。

慢性型：体液量が少なく脱水症を呈しやすい高齢者に起こりやすいといわれています。

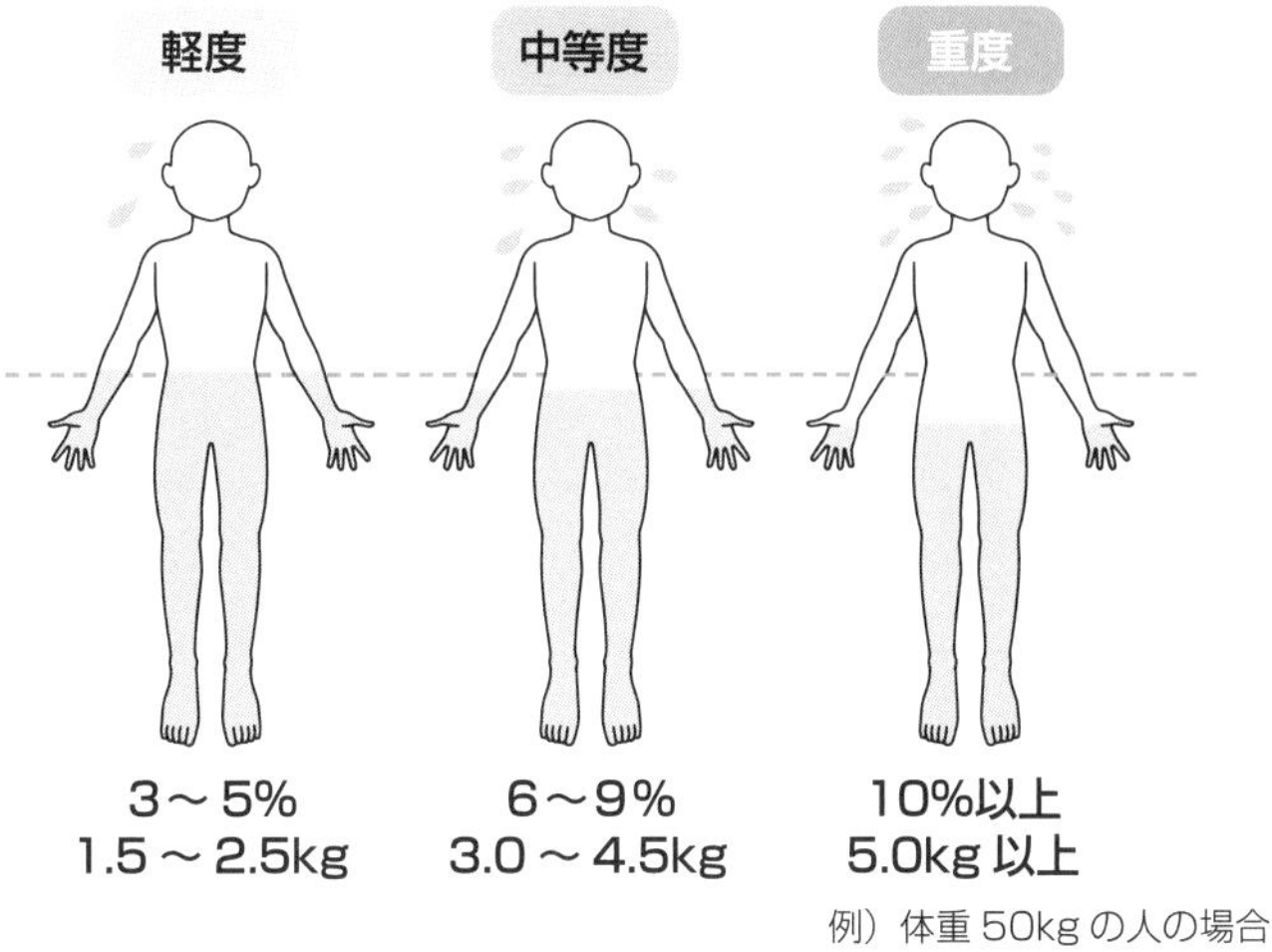

数日あるいは数週間かけて脱水症になっていきます。長期間にわたる飲食量および飲水量の低下が主要因であることが多いようです。血清浸透圧値が高値になる高張性脱水（高ナトリウム血症）に相当します。

その対策は、生活様式の見直しをします。特に、日頃の水分補給法を再確認して再発を防ぐようにします。治療も緊急性はないので、食生活の改善や、経口補水液を摂取させるとよいでしょう。

急性型：急性型は健康な人にも見られ、短期間で健康な状態から脱水症へと移行します。暑熱環境で起こる熱中症や感染症で起こる下痢、嘔吐、発汗などにともなう大量の体液喪失が主要因です。

これは、血清浸透圧値が低値の低張性脱水症（低ナトリウム血症）に相当します。高齢者における脱水症では、慢性型の占める割合が多いものの、急性型の脱水症を呈すると余力がないために生命の危機に瀕する可能性があります。その対策は、熱中症や感染症の日頃からの予防になります。急性型の脱水症は、緊急性が高い場合が多いので、ＣＤＣの治療方針に従い、早急に治療を開始します。

このほか、古い分類法として血清浸透圧値による分類がありますが、本書では割愛します。

Key message

脱水症には重症度分類があり、それに従い治療方針が決まる。

高張性の脱水症は「慢性型」、低張性の脱水症は「急性型」である。

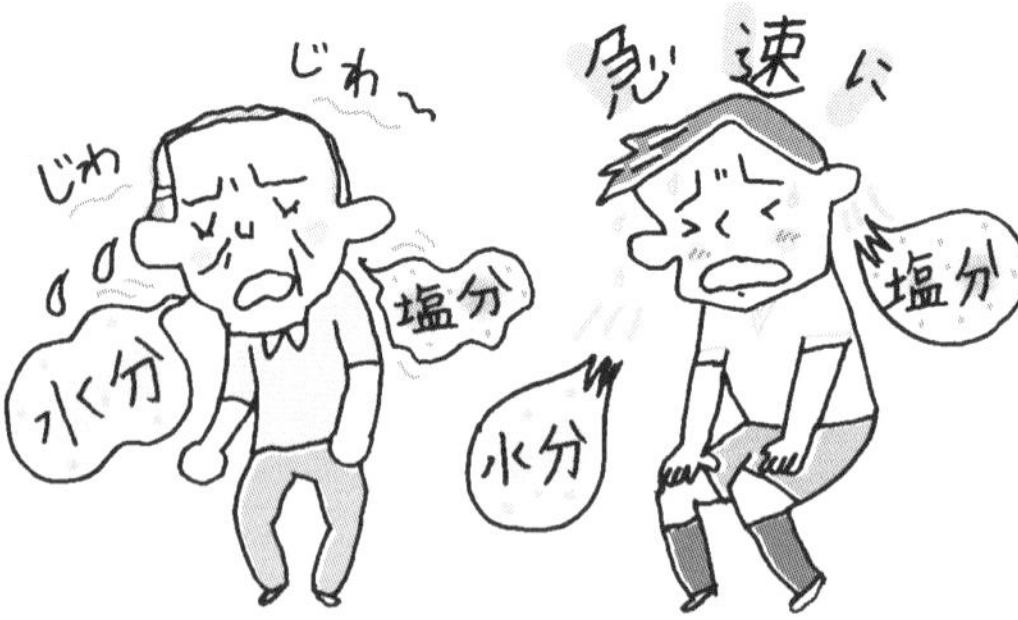

30 すぐにできる脱水症の見つけ方

これまで脱水症について詳しく学んできましたが、ご自身で脱水症を見つけることもできます。その見つけ方を伝授しましょう。

もちろん、病院に行ったり、採血や特別な医療機器を使用したりしなくても見つけ出せる方法です。医療従事者でなくてもできる方法です。

●症状から疑ってみる

第4章の26「脱水症の症状は3つの臓器の同時異常から連想」を思い出してください。脱水症では、3つの臓器の異常が同時に出現することが、他の疾患の症状との鑑別になります。また、脱水症の例えとして、二日酔いのような症状を挙げました。

【例】

●頭が痛い（脳の症状）＋気持ち悪い（消化器の症状）＋筋肉痛（筋肉の症状）

このような症状が同時に起きた場合には、脱水症を疑ってみましょう。

もちろん、脱水症の典型的な症状である以下の項目にも着目してください。

●高齢者の脱水症発見のポイントは疲労感の出現

最近着目されている、高齢者における脱水症の発見方法があります。

乳幼児（周囲の気づきによる発見）

□	機嫌が悪い
□	泣いてばかりいる
□	おっぱいを吸ったままなかなか離さない
□	おむつが濡れていない
□	泣いているのに涙は少ない
□	暑いところでも汗が出ない
□	微熱がある
□	大泉門が陥没している
□	眼球が陥没している

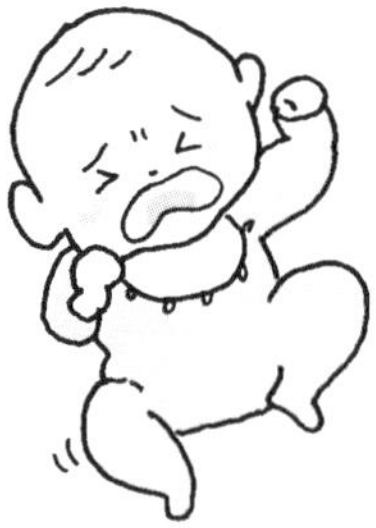

（ポイント）
どうしてこんなに今日はいい子でいられないの？

大人（自分で発見）

- □ 夏バテぎみと感じる
- □ しょっちゅうノドが渇く
- □ 尿の色がいつもより濃い
- □ 口の中、口のまわりが渇く
- □ 二日酔いのような症状がある
- □ 日中、トイレに６時間以上も行かない
- □ 口の中がねばねばする
- □ 足がつる

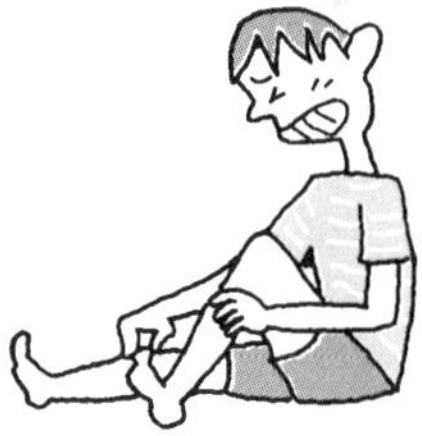

（ポイント）
寝ているときや運動中に足がつる

高齢者（周囲の気づきによる発見）

- □ トイレに行く回数が減っている
- □ 便秘になる
- □ 食べる量が減った
- □ なんとなく元気がない
- □ 昼間寝てばかりいる
- □ 暑いのに皮膚がサラサラとしている
- □ 微熱がある
- □ 認知能力の低下がみられる
- □ 口臭がある
- □ 歯周病による歯茎の腫れや痛みを訴える
- □ いつも食べている味なのに、塩辛い、味がないなど味覚異常がある
- □ わきの下が乾いている

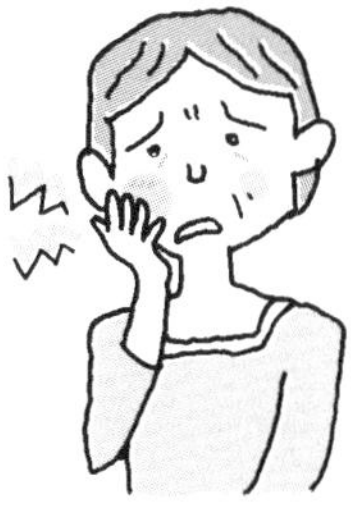

（ポイント）
なんとなく、いつもと違う

65歳以上の高齢者で、「三度の食事の機会以外に食間の水分摂取をしていない」に加えて「疲労感が出現した」の組み合わせがあると

❶感度0・71（診察を受けたときに71%が脱水症と疑われる）

❷特異度0・92（そのうち92%が脱水症と診断される）

という高確率で、脱水症が存在すると見てよいでしょう。

高齢者では腎機能が低下しているので、尿の色が濃くなったとか、尿比重が高くなったという反応が遅くなるので、尿所見はあてにしてはいけません。

以上のような脱水症の症状を見逃さないことが大切です。

●脱水症を疑ったら、その場でフィジカルアセスメント

脱水症を見つける方法は、採血、体組成計などいろいろあります。

しかし、その場で誰でも見つけられる方法はフィジカルアセスメント（体を触ったり、よく見たりする方法）だけです。

フィジカルアセスメントが、いつでもどこでも誰でもできる脱水症を見つける方法な

のです。

脱水症を見つけ出すフィジカルアセスメントを5つ紹介しますので、皆さんも一緒にやってみましょう。

1つでも該当したら、脱水症の存在を強く疑いましょう。

❶手を握る

握った手が冷たかったら、脱水症を疑いましょう。

脱水症では、皮膚や手足などの末梢組織への血流が不足します。

その結果として、冷たい手になります。

❷手の甲をつまみあげる（ツルゴール）

手の甲を、爪をたてないでつまみ上げてください。

つまみ上げたあとがいつまでも残っていたら脱水症を疑いま

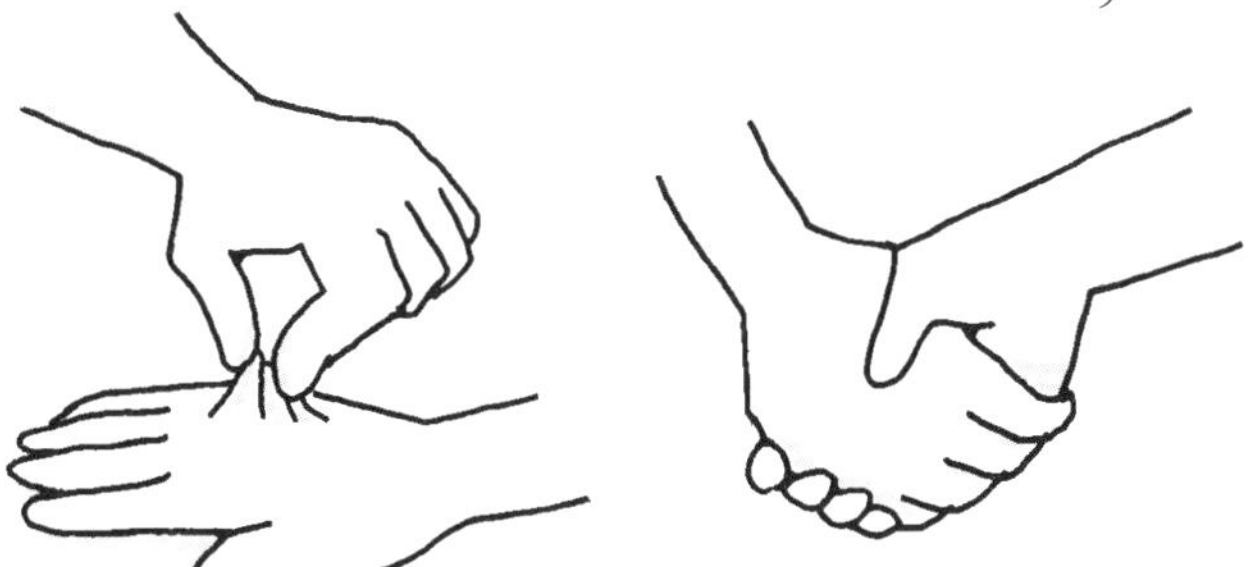

しょう。医学的には、ツルゴールが消失したといいます。

目安として、3秒を超えて消えないようなら危険信号です。ただし、高齢者などでいつも3秒を超えていて元気であれば、脱水症の可能性は低いといえます。元気な状態に比べて、どれくらい延長したかが大切です。

ただし、高齢者の場合は、初めからしわがあるので注意が必要です。

高齢者では、手をじゃんけんのパーではなくグーにして、あらかじめしわを伸ばしてから、ツルゴールを見てください。

❸爪を押して、離してみる（爪毛細血管再充満時間）

親指の爪を押して、離してみてください。

離した爪の色がもとのピンク色まで戻る時間が長い場合は脱水症を疑いましょう。

目安として、3秒を超えるようなら危険信号です。ただし高齢者などでいつも3秒を超えていて元気であれば、脱水症の可能性は低いといえます。

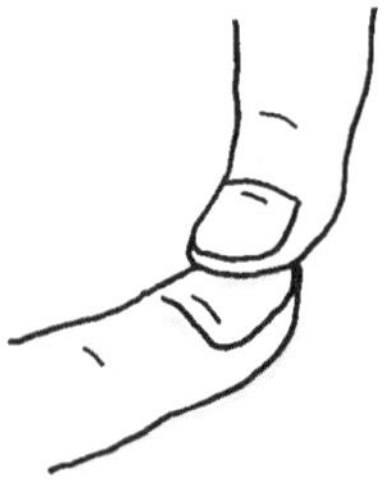

ツルゴールと同様に、元気な状態に比べてどれくらい延長したかが大切です。

❹おでこと脇の下を確認する

特に高齢者では、脇の下が乾いていたら脱水症を疑いましょう。

私たちは加齢によって汗をかく機能が低下してきます。若いうちは全身で汗をかきます。加齢とともに下半身から汗腺が衰え、最終的には、おでこ（額）と脇の下（腋窩）のみに汗腺が機能します。

したがって、高齢者でおでこや脇の下が乾いていたら脱水症を疑います。

❺舌を見てみる

舌は通常はピンク色で、表面は平滑、唾液で潤っています。

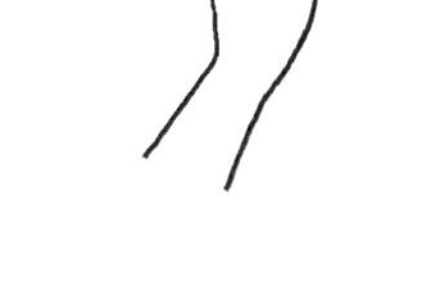

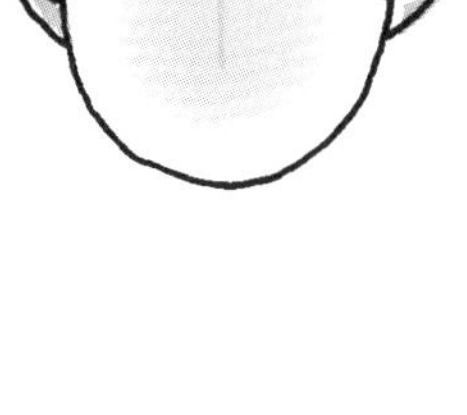

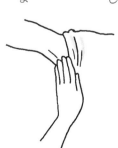

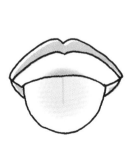

しかし、脱水症では、表面がカサカサ、でこぼこ、亀裂が生じることもあり、乾燥しています。口唇も乾燥をともないます。脱水症が重症化すると、舌の色が真っ赤に変化します。これは、脱水症により血液が濃縮（ドロドロに）された結果です。

以上のようなフィジカルアセスメントは、いつでも、どこでも、道具がなくても、一般の人でも実施できます。脱水症をその場で見つけることができれば、水分補給などの治療も早急に実施できます。

巻末の付録２にあるＱＲコードから、「脱水症を見つけ出すためのフィジカルアセスメント」動画をご覧いただけます。

Key message

- 脱水症は3つの臓器異常症状の同時出現が発見の目安。
- 疲れや痛みも脱水症のサイン。脱水症を疑ったら、5つのフィジカルアセスメントで診断してみよう。

31 かくれ脱水を見つけて早期に予防する

脱水症の一歩手前で、からだの水分が減少しているのにもかかわらず症状がない状態が「かくれ脱水」です。

世の中には「隠れ脳梗塞」「隠れ肥満」など、それらしい病名が出回っています。しかし、「かくれ脱水」は違います。きちんとした学術的研究のもと、定義された疾患です。

●かくれ脱水の歴史

私は2014年に、かくれ脱水に関して研究結果をまとめ、原著論文として公表しました。

高齢者に存在する脱水症の前段階として、「**体液喪失を疑わせる自覚症状が認められ**

ないにもかかわらず、血清浸透圧値が基準値上限を超えた292～300 mOsm/kg・H_2O」の状態」をかくれ脱水（脱水の前段階）と定義しました（図）。

ちなみに、血清浸透圧値の基準値上限は290 mOsm/kg・H_2Oです。「かくれ」はひらがな表記です。

●かくれ脱水チェックシート

私は、さらに最近の研究結果から、かくれ脱水チェックシートを考案しました。

ぜひ、高齢者のかくれ脱水の発見に活用してみてください。

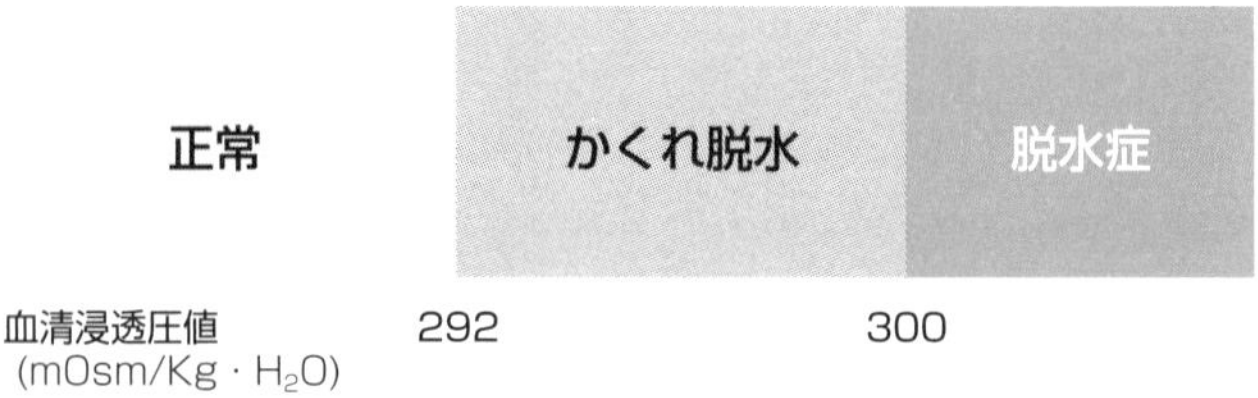

正常
かくれ脱水
脱水症
血清浸透圧値
(mOsm/Kg・H_2O)
292
300

"かくれ脱水"の概念

血液所見では体液不足に伴い血清浸透圧が基準値よりも増加しているが、体液喪失を疑わせる自覚症状および他覚所見は認められない病的な脱水症の前段階状態

谷口英喜ほか：高齢者に存在する「脱水症」の前段階〝かくれ脱水〟を定義する―400名を対象とした感度分析の結果から〝かくれ脱水チェックシート〟の提案。Geriat Med, 52：561-573, 2014

自立在宅高齢者用かくれ脱水チェックシート

合計得点が 13 点以上で 70%以上の確率で
かくれ脱水の可能性がある

各質問で該当する点数の合計を□の中に記入して下さい。

質問① トイレが近くなるため寝る前は水分補給を控える傾向がある。
□はい（3 点）

質問② 利尿薬を内服している。
□はい（8 点）

質問③ 随時血糖値が 126mg/dl 以上である。
□はい（9 点）

質問④ 80 歳以上である。
□はい（3 点）

質問⑤ 男性である。
□はい（4 点）

質問⑥ 体重 60kg 以上である。
□はい（3 点）

合計 □ 点 /30 点

※合計得点が 13 点以上の方は 70%以上の確率でかくれ脱水の可能性があります。

（低リスク：3～7点　中リスク：8～12点　高リスク：13点～30点）

谷口英喜ほか：自立在宅高齢者用かくれ脱水チェックシートの開発―介護老人福祉施設の通所、入所者を対象としたかくれ脱水に関する継続研究　日本老年医学会雑誌，54：381-391，2017

Key message

脱水症の一歩手前がかくれ脱水。

かくれ脱水には、研究論文があり学術的裏付けがある。

第5章

脱水症・熱中症になったときの水分補給

第1章でも解説したように、脱水症・熱中症はいのちにかかわる重大な病気です。

しかし、脱水症・熱中症の知識とともに、適切な処置をすれば、大切な人の症状が悪化するのを防ぐことができます。

その方法の第一は、私がライフワークとしてきた経口補水療法です。

夏場になると、特に子どもや高齢者の脱水症が急増します。

重篤な症状の処置はもちろん医師など医療関係者によって行われますが、軽い脱水症の処置は、きちんと対処法を学べば誰でも可能です。その代表的な処置が経口補水療法です。

ぜひ学んでおいてください。

32 脱水症になったら…

脱水症になってしまったら、もう、通常の水分補給では対応できません。

脱水症になってしまったら、答えは「経口補水療法」（ＯＲＴ）あるいは「輸液療法」を実施します。

●脱水症と診断されたら、まず後遺症を防ぐ

脱水症はさまざまな病気の一症状として出現します。

脱水症のおそろしさは、体調不良に留まらず、進行すると致命的な影響をからだに与えることです。

特に問題となるのは、脱水症による後遺症の出現です。

脱水症によるダメージを受けやすい３つの臓器を思い出してください。

３つの臓器のうち、一度、障害を受けたらもとに戻らない臓器があります。それが「脳」、いわゆる中枢神経です。神経は、一度障害を受けたら再生しません。

例えば、熱中症にともなう脱水症により、脳血流が減少して異常高体温が加わると、脳神経に障害が生じます。

その結果として、高次機能障害（記憶力低下や判断力低下）や麻痺などの後遺症が残ることが危惧されます。

これらの後遺症を防ぐためには、体温を下げるとともに、迅速な脱水症の治療が欠かせません。

脱水症の治療は後遺症を残さないことが大きな目的です。

したがって、脱水症と診断されたら、確実に迅速に水分補給を実施する必要があるのです。

その手段が「経口補水療法」および「輸液療法」なのです。

●脱水症の適切な治療法

脱水症になったら、その重症度によって治療方針が決定されます。

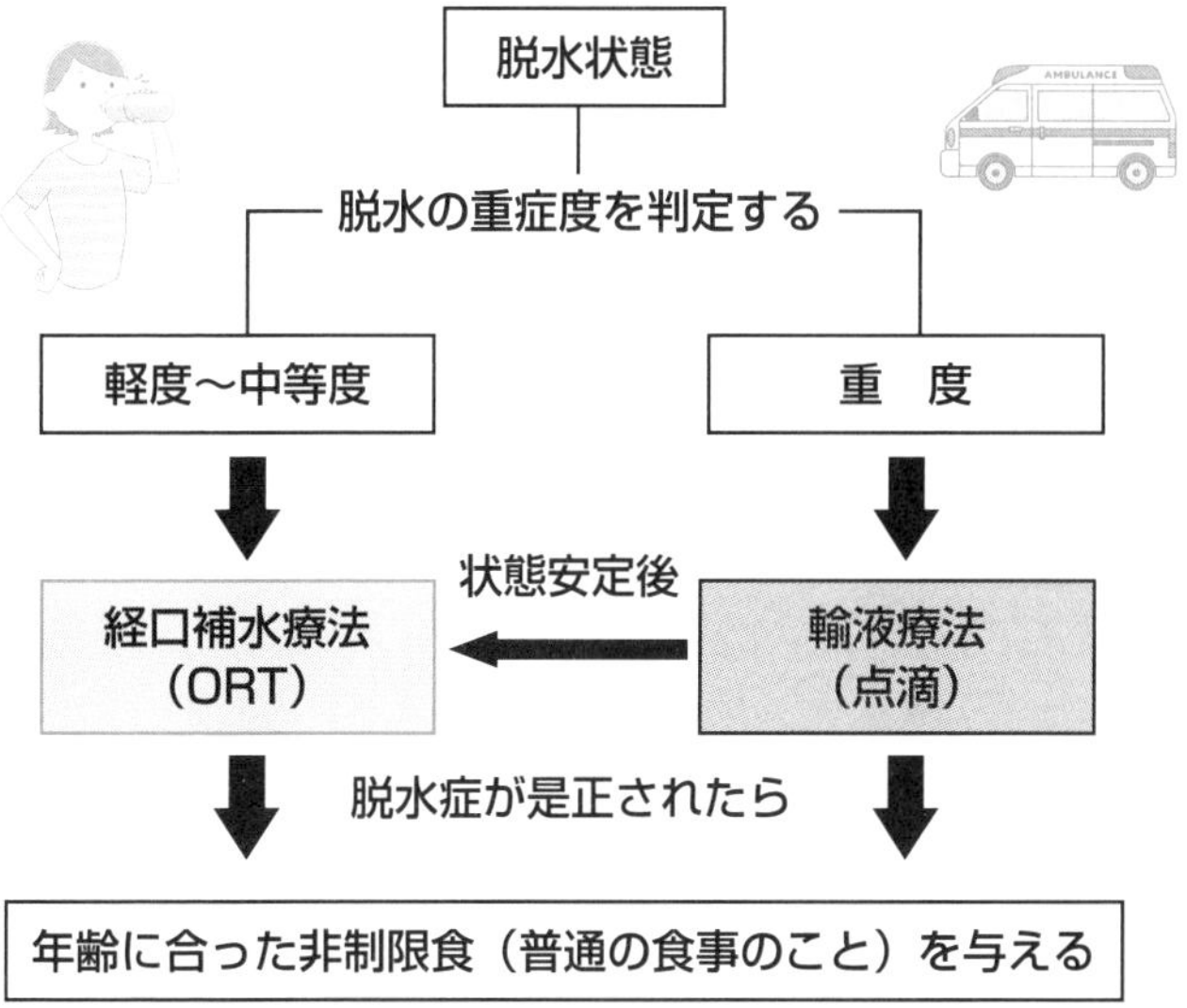

Morbidity and Mortality Weekly Report: MMWR; Vol.52 (No.RR-16), 2003. 米国疾病管理予防センター（CDC）ガイドラインの概要

米国疾病予防センター（CDC）の脱水症治療ガイドラインによれば、軽度〜中等度の脱水症では経口補水療法が、重度の脱水症では輸液療法が選択されます。脱水症の重症度分類に関しては、第4章の29で解説しましたので、再確認してください。

●脱水症になったとき——病院に行くべき判断基準は？

脱水症になってしまったら、どの時点で病院へ行くことを考えればよいのでしょうか。

その答えは「さらに重症化したとき」あるいは「現場の対処で改善し

フィジカルアセスメントによる高齢者における脱水症の重症度判定

体の状態＼重症度	軽度	中等度	重度
健康時からの体重減少度	3%未満	3～9%	10%以上
四肢冷感／毛細血管再充満期間	ややあり／やや遅延	あり／遅延	かなり冷たい／かなり遅延
鼻腔口腔粘膜／ツルゴール	乾燥気味／やや低下	かなり乾燥／低下	ひどく乾燥／喪失
呼吸数，様式	正常	少し速い	荒く，深く，速い
脈拍数，脈の強さ	正常で触れる	少し速い	速く触れにくい
臥位での鎖骨上窩の陥没	平坦	少し陥没	かなり陥没
意識レベル	いつもと違う	錯乱，もうろう	ぐったり，昏睡
涙，汗（通常出るときにも）	出ている	出ているが少ない	出ていない
尿量	出ているが少ない	数時間出ない	半日以上出ない

（谷口英喜：栄養管理における体液状態の評価．日本静脈経腸栄養学会雑誌，32（3）：1126-30，2017.）

ないとき」です。

脱水症を発見する、診断するフィジカルアセスメントを活用すると、重症化の目安になります（表参照）。「軽度」➡「中等度」あるいは「中等度」➡「重度」になったときは、迷わず病院に行きましょう。

さらに、もっと簡単に判断できる方法があります。

その方法が、未開封のペットボトルを使った判定法です。

通常の大人であれば、

❶未開封のペットボトルを自力で開封でき、

❷開けたペットボトルを口元に運び、中味を自力で飲むことができます。

しかし、重度の脱水症になると、

❶あるいは❷が不可能になります。

そのような場合には重度と判定して、病院への搬送を考えてください。

脱水症になったら、後遺症を残さないように、重症化しないように、すぐに経口補水療法あるいは輸液療法が実施されなければなりません。

その判断は、医師だけではなく薬剤師、看護師、介護士、管理栄養士などでも、もちろんできることが望まれます。

Key message

- 脱水症になったら、経口補水療法あるいは輸液療法をすぐに実施。
- 脱水症は治療が遅れると重症化したり、後遺症が残ったりする。
- 脱水症によって起こる神経障害による後遺症は、もとに戻らない。

33 経口補水療法とは

脱水症になったら、軽度〜中等度の脱水症では経口補水療法（ＯＲＴ）が第一選択になります。

それでは、ＯＲＴとは、どのような治療方法なのでしょうか。

●経口補水療法（oral rehydration therapy：ORT）

ＯＲＴとは、脱水症の改善および治療を目的として水・電解質を経口的に経口補水液（oral rehydration solution：ORS）により補給する治療方法です。

軽度〜中等度の脱水症治療における第一選択は、ＯＲＴです。

ＯＲＴにより、病院に行かなくても学校・会社・家庭などの現場で、水・電解質補給が迅速にできるのです。

●経口補水療法の誕生

ＯＲＴは、輸液療法の普及が遅れていた開発途上国を中心に考案された治療法です。１９７０年代から、小児における感染性の急性胃腸炎にともなう下痢や嘔吐の結果生じた脱水症に対して、有効性が報告されるようになりました。

ＯＲＴに関する研究は、１９４０年代にイェール大学（米国）のドローとハリソンにより初めて行われました。

その後、１９６８年に東パキスタン（現バングラデシュ）の小児におけるコレラの流行に対して脱水症の治療として活用され、輸液療法に匹敵する水・電解質補給効果をもつ治療法として確立されました。

１９７１年にインドの難民キャンプではコレラが大流行し、下痢および嘔吐による脱水症で罹患者の３人に１人が死に至っていました。

この状況に対し、カルカッタ（コルカタ）のジョンズ・ホプキンス大学（Johns Hopkins University）研究所から、医療班が経口補水液をもって救助に向かい、３７００人の患者に対してＯＲＴが実施されました。

下痢で脱水症を呈した５歳以下の小児に対して
ORT が実施された割合

(%)

	都市部	非都市部
サハラ砂漠付近のアフリカ	38	31
中東および北アフリカ	39	31
南アフリカ	47	44
東アジアおよび太平洋諸国	6	12
ラテンアメリカおよびカリブ諸国	52	45
一般の先進国	46	40
世界中	41	33

期間：2009-2013 年　対象：5 歳以下。The State of the World's Children 2015 : Executive summary　をもとに作成

その結果、コレラによる死亡率が30％から3・6％にまで改善され、その後、世界中でORTが注目され始めたのです。

医学雑誌『Lancet』では、ORTのこの成果は「20世紀最大の医学上の進歩である」と述べられています。

世界における経口補水療法の位置づけ

近年ORTは、脱水症の治療における選択肢の1つとして欧米を中心に注目されています。

2003年に発表された米国疾病予防管理センター（CDC）のガイドラインでは、小児の軽度～中等度脱水状態に対し、経口補水液（ORS）の使用が推奨されています。

ユニセフ（UNICEF：国際連合児童基金）から公

表されている『The State of the World's Children 2015：Executive Summary』の中で、２００９〜２０１３年の期間における、下痢で脱水症を呈した5歳以下の小児に対して、ＯＲＴが実施されている割合が国別に公表されています（表）。この公表結果から、ＯＲＴが多くの開発途上国において下痢にともなう脱水症の治療として活用されていることがうかがえます。

●わが国における経口補水療法の位置づけ

わが国では、医療資源が豊富なことから病院や診療所における脱水症の治療は、輸液療法が第一選択でした。ＯＲＴの普及は諸外国に遅れ、２０００年代からＯＲＳが市販されるようになり、臨床現場でＯＲＴの普及が始まりました。

高齢者においては、飲水および喫食量の不足によって起きた慢性的な脱水症に対して、在宅や高齢者施設で活用されています。また、暑熱環境下の労働などの産業衛生領域、マラソンや相撲などの暑熱環境下におけるスポーツ領域、手術前後の輸液療法の代用として周術期領域、熱中症の治療として救急領域でも活用されています。

特に、２０１５年には日本救急医学会から、『熱中症診療ガイドライン２０１５』が

『熱中症診療ガイドライン 2015』に記載された
ORT の推奨

CQ5：熱中症の予防・治療には何を飲めばよいか

A5：塩分と水分の両者を適切に含んだもの（0.1~0.2% の食塩水）が推奨される（1C）。現実的には市販の経口補水液が望ましい。

公表され、その中で、熱中症患者に生じた脱水症に対してORTを実施することが推奨されました（図）。

●経口補水液（ORS）とは

ORSとは、経口的に水・電解質を迅速に補給できる飲料のことです。脱水症の予防・治療において、ORSを摂取することで、輸液療法に匹敵する水・電解質補給効果が示されています。

ヒトのからだに摂取された水分（水・電解質）は、小腸で約95％が吸収され、残りが大腸で吸収されます。ORSも小腸で吸収され、小腸において水・電解質の吸収が最も速く行われる至適濃度比率で組成されています。

その至適濃度比率で組成されていれば、次に述べるナトリウムイオン・ブドウ糖共輸送機構（sodium-glucose transporter 1：SGLT1）が最も効率よく機能するのです。つまりＯＲＳは、ＳＧＬＴ1による水・電解質吸収を促進させる飲料ということです。

●ナトリウムイオン・ブドウ糖共輸送機構（SGLT1）

食べた食物は胃・十二指腸で消化され、その消化産物（糖・アミノ酸）は小腸に達するまでにほぼ血漿と浸透圧が等しくなります（「等張」という）。

小腸絨毛においては、ナトリウムイオンと消化産物が共輸送機構によって吸収されます。1961年にロバート（Robert）らにより、小腸におけるナトリウムとブドウ糖の吸収機構としてのＳＧＬＴ1の存在が報告されました。ＳＧＬＴ1は、ナトリウムイオンとブドウ糖が結合することで、水を能動的に吸収できることが明らかになりました。

ＳＧＬＴ1を効率的に機能させるには、ナトリウムイオンとブドウ糖のモル濃度比（モル／Ｌ）が1：1～2程度とされています。ナトリウムイオンは水の吸収力を上げ、ブドウ糖は吸収の速度を上げるのです。ＳＧＬＴ1は、下痢であっても正常に機能し続けることが認められているので、下痢をしていてもＯＲＴは脱水症の治療として有効活用することができます。ＯＲＳは、いわばＳＧＬＴ1促進薬のような存在です。

●経口補水液の使用例

ＯＲＳは、脱水症の治療における第一選択として、世界中、そしてわが国でも普及しています。以下に、ノロウイルス性胃腸炎に対する使用例を示します。

【使用例】

ノロウイルス性胃腸炎の初期には、激しい嘔吐が認められます。嘔吐の頻度が減少してくると、激しい下痢が起こり始めます。ＯＲＴは嘔吐が頻回のときには実施できません。嘔吐の間隔が30分以上あくようになったら、ＯＲＴを開始します。このとき、下痢をしていてもＯＲＴを実施することに問題はありません。

Key message

- 脱水症に対しては経口補水療法あるいは輸液療法が第一選択。
- 経口補水療法の原理は、ナトリウムイオン・ブドウ糖共輸送機構（ＳＧＬＴ１）にある。経口補水液はＳＧＬＴ１促進薬のような存在。

34 経口補水液の上手な使い方

経口補水液（ＯＲＳ）は、水・電解質の補給効果に優れています。しかし、使い方を誤ると、その効果は半減してしまいます。

一方、ＯＲＳをうまく使いこなすことで、脱水症の重症化や後遺症の発生を防げます。ここでは、ＯＲＳの上手な使い方について学びましょう。

●どれくらいの量を飲めばよいか

ＯＲＳの理想的な摂取量は、失った体液と同量です。

例えば、汗をかいたら、失った汗と同等のＯＲＳを摂取します。この場合、汗の量を直接計測したり、体重減少量を計測したりして失われた量を推測します。下痢であれば、排便量や体重減少量を計測します。

下痢による脱水症に対する経口補水液の摂取量

• 5歳以下の乳幼児は、以下のように評価に応じて摂取量を決める※。

	軽度の脱水症	中等度の脱水症
はじめの1時間	20mL/kg（体重）/時	20mL/kg（体重）/時
次の6～8時間	10mL/kg（体重）/時	15～20mL/kg（体重）/時
4時間ごとに脱水症の重症度評価	重症度に応じて	

• 学童～成人は、下痢の量に応じて摂取量を決める。
（1日あたり600～1,000 mLを目安に摂取）

※ユニセフとWHOの合同による“Repydration Project”にあるOral Repydration Therapy（http://repydrate.org/ors/ort/htm）より抜粋

ただし、実際に計測することは難しいので、成人では1日に1～2リットルを目安とします。

どれくらいのスピードを目安にして飲めばよいか

ORSの摂取方法は、よくちびちび飲むように指導してしまいがちですが、摂取開始時には500ミリリットルをできるだけ早く摂取します。その後は、500ミリリットルを30分くらいかけてちびちびと摂取します。

その理由は、開始時には不足分を迅速に補う必要があり、ある程度補われたら摂取したORSが尿として排出されないようにするためです。

ORSを摂取するスピードの目安を示します（表）。

いつまで飲めばよいか

ORSは脱水症を改善させるために、および脱水症から回復した際に悪化を防ぐために摂取します。それぞれ、必要がなくなったら、すぐに通常の飲料や食事をすることが大切です。いつまでもORSを摂取することで血清ナトリウムイオン濃度が上昇したり、水分過剰でからだ中に浮腫を生じたりすることがあります。

ORTは、あくまでもマイナスバランスをゼロに戻すまでの治療で、ゼロをプラスにする治療ではありません。体液バランスがゼロになったら、速やかにORTは休止してください。米国疾病予防センター（CDC）の脱水症治療のガイドラインに従って、ORSの摂取および休止を考えておきましょう。

私が経験した経口補水液の過剰摂取症例

70歳代の男性、鼠径ヘルニアの手術を受けるために手術準備外来受診。その際に、全身の浮腫、レントゲンにて心陰影の拡大、肺うっ血を確認、採血では、高ナトリウム血症を呈していました。

患者に聴取したところ、2月頃から夏場に向けて、ORSを毎日の食事に加えて1000ミリリットルを摂取するようになったとのこと。きっかけは、週刊誌を読んでいたら、「ORSが高齢者にはよい」と書いてあったといいます。さらには、飲み始めたら体重も増えてきたので、患者は飲み続けるのがよいと判断したらしい。

これは、明らかにORSの過剰摂取が原因で全身のむくみが生じた症例です。利尿薬を処方して、ORSの摂取をやめさせて、元の体重を目標に減量を心がけたところ、1週間後には症状が改善して、無事に手術を受けることができました。

このように、ORSはむやみやたらに摂取する飲料ではなく、あくまでも体液不足、脱水症の状態をゼロバランスに戻すための飲料なのです。

Key message

- 脱水症と判断したら、できるだけORSを早期に飲み始める。
- はじめの500ミリリットルは速やかに、その後はちびちびと摂取。
- ゼロバランスに戻ったら、通常の飲料・食事にギアチェンジ。

35 経口補水液、こんなアレンジはあり?

経口補水液（ORS）は、摂取する人にとって味や温度が合わないこともあるでしょう。そんなときに、どこまでアレンジして、効果が持続できるのでしょうか。

●経口補水液が塩辛いので、薄めて飲んでもよいか?

水や他のもので薄めることは絶対にしないでください。これは、スポーツドリンクにも同じことが言えます。

一番の理由は、最も効率的に水分補給ができる組成、つまりSGLT1を最も効果的に機能させる組成を乱してしまうからです。ORSは水で薄めてもいけないし、甘みを付けたいからといって糖分を加えてもいけないのです。

二番目の理由は、清潔が保てないからです。ORSの製造過程では、外部から一切の雑菌が入らないよう管理されています。しかし、水で薄めるということは、そこで雑菌が混入する危険が生じます。細菌性の胃腸炎が新たに発症してしまっては、元も子もありません。

また、「ORSが甘く感じたら脱水症で、塩辛く感じたら正常だよ」と以前はいわれていましたが、確かに以前のORSはその傾向がありました。しかし、現在のORSは味に改良が加えられていてその傾向はないのでご注意ください。

●経口補水液にとろみ剤を添加してもよいか？

嚥下障害がある場合には、液体よりも半固形状態のほうが摂取しやすくなります。お茶やお水にとろみ剤を混ぜて、半固形にすることがあります。同様に、ORSにもとろみ剤を混ぜて、飲みやすくしてもよいのでしょうか？

答えは「ORSにはとろみ剤を混ぜてはいけません」です。その理由は、とろみ剤には炭水化物であるでんぷんが含まれています。とろみ剤を混ぜることで、炭水化物の含有量が増えてしまい、ナトリウムイオン・ブドウ糖共輸送機構（SGLT1）の機能が十分に発揮されなくなります。

嚥下障害がある方にORSを摂取させたい場合には、とろみ剤を添加するのではなく、ゼリー状で市販されているORSを摂取させるようにしましょう。市販のゼリータイプは、液体タイプのORSと同様の水分補給効果が認められています。

経口補水液に果汁を混ぜてよいか?

ORSを摂取しやすくする工夫として、果汁を添加する工夫が知られています。果汁を数滴添加する程度ならORSの組成に影響は与えません。しかし、添加する果汁の量が多すぎるとORSの組成が乱れ、SGLT1の機能が十分に発揮されなくなります。実際に、どこまで果汁を添加してよいか、いろいろ試してみました。

その結論は、手づくり経口補水液(1リットルの水で作成したもの)に添加する果汁は10ミリリットルまでとなります。

摂取する経口補水液の温度はどれくらいがよいか?

摂取するORSの温度は、常温がよいでしょう。その理由は、常温が最も消化器官に負担がかからないからです。温めてもよいのですが、水を蒸発させてはいけません。冷やしてもよいですが、水を凍らせてはいけません。

ORSに限らず、水分摂取の目的は、可能な限り量を多く摂取することです。そのためには、摂取する本人が摂取しやすい温度の飲料がよいでしょう。

ただし、唯一、冷たい温度の飲料を推奨するのは、熱中症や感染症で体温が上昇している場合です。一時的に体温を低下させる効果が期待されます。

第1章で解説したように、飲料を摂取しただけでは体温をコントロールすることは難しいと考えてください。

救急医療の現場では、胃に冷却水を入れて体温を低下させることがあります。この場合は、数リットルの冷たい飲料を、持続的に胃管を通して投与し続ける必要があります。そこまでやれば、飲料でも体温を下げることは可能です。

●経口補水液を作ってみよう

ORSには、ナトリウムイオン、ブドウ糖、水が主に含まれています。したがって、ORSと似たような飲料を自分で簡単に作ることができます。ただし、手作りORSには限界やデメリットがあるので、扱いには注意が必要です。

手作り ORS のレシピ

１Ｌの水＋食塩３ｇ＋ブドウ糖 20 ｇ（または砂糖※ 40 ｇ）
※砂糖には、ショ糖とブドウ糖が半々で含まれる

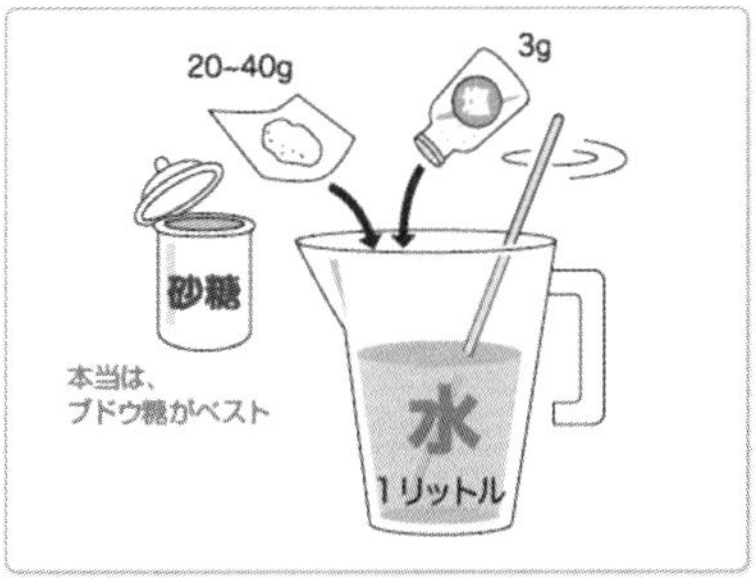

手作り ORS の組成をモル濃度※で表すと、
（※物質量ともいわれ、多くの物質の濃度に使われる）

モル濃度 (mmol/L)
＝１Ｌに含まれる成分÷分子量× 1,000

	g/L	分子量	mmol/L	比率
NaCl	3	58.5	NaCl のモル濃度 3 ÷ 58.5 × 1,000 ＝ 51 ナトリウムイオンのモル濃度は同量で 51	ナトリウムイオン：ブドウ糖 ＝ 51：111 ＝ 1：2.2
ブドウ糖	20	180	ブドウ糖のモル濃度 20 ÷ 180 × 1,000 ＝ 111	

ORSの定義は「ナトリウムイオン濃度とブドウ糖のモル濃度比が、1：1〜2の割合で含まれる飲料」です。手作りORSの組成を見ると、その範囲に合致することがわかります。

●水分補給のスピードでは経口補水液がスポーツドリンクよりも優れる

ORSとスポーツドリンクは、全く異なる成分、ジャンルの飲料なので、きちんと整理して理解しましょう。

スポーツドリンクについては第3章で詳しく解説していますが、ORSとスポーツドリンクを混同している人が少なくありません。どう違うのでしょうか？

ORSとスポーツドリンクの違いは、水分補給スピードにあります。

ORSがスポーツドリンクより水分補給スピードで優れる理由が2つあります。

❶ナトリウムイオン・ブドウ糖共輸送機構（SGLT1）の機能を促進させる

前述したように、ORSは小腸においてSGLT1を効率よく機能させるため、水分吸収に適したナトリウムイオンおよびブドウ糖濃度であるということを学びました。

❷胃から小腸へ迅速に排出される

からだで水分吸収が行われる場所は、口腔内でも食道でも胃でもありません。95％は小腸で水分吸収が行われます。

そこで重要なのが、ORSは胃から小腸に速やかに移動できるということです。

胃から小腸への飲料の移動は、次のように考えられています。

- **熱量を有しない飲料**（水やお茶）などは胃から小腸へ速やかに移動する。
- **熱量を有する飲料**は、胃に入った初期には数十ミリリットルは速やかに小腸に移動する。しかし、やがて胃の幽門（出口）付近に多くが滞在するようになり、2～3キロカロリー／分の速度で小腸へ移動するようになる。

輸液療法、ORT、スポーツ飲料の摂取、それぞれの特徴

	体内への吸収速度	補水効果	実施までの時間	手技	費用	集団的な発生に対しての実施
輸液療法	迅速	確実	時間を要する	難	高額	難
経口補水療法	迅速	確実	迅速	容易	安価	容易
スポーツドリンク摂取	上記二者より劣る	不確実（商品により効果は異なる）	迅速	容易	安価	容易

これは小腸にある化学受容器が熱量を感じ取り、胃に蠕動を抑制するサインを送るためと考えられています。

つまり、熱量の高い飲料は、いつまでも胃の幽門付近に滞在して（感覚としてはお腹の中がチャポチャポして）小腸に達するまでに時間がかかるのです。

ＯＲＳがスポーツドリンクより水分補給スピードで優れるのは、小腸に速く達するからという理由になります。

前ページの表に輸液療法、経口補水療法、スポーツ飲料の摂取、それぞれの特徴を示しました。

Key message

- ＯＲＳは薄めたり、とろみ剤を加えたりしないほうがよい。
- 果汁を添加するなら、1リットルに対し10ミリリットルが上限。
- スポーツドリンクとＯＲＳの違いは水分吸収速度。
- スポーツドリンクの目的は、水分よりもエネルギー、ビタミン補給。

消費者庁が示した経口補水液の基準

令和5年1月20日、消費者庁において「特別用途食品の許可等に関する委員会」が開催されました。その概要は以下のとおりです。

【特別用途食品の許可等に関する委員会】

委員会では、許可基準型病者用食品（経口補水液）の新設が提案され、その結果、下痢や嘔吐による脱水症状を防ぐための「経口補水液」について、販売する際の表示を許可制にする方針を固めました。「経口補水液」と商品に表示して販売するためには、同庁の許可が必要になるとされました。

同庁は令和5年度にも、販売時の表示に許可が必要な「特別用途食品」に経口補水液を追加。周知期間を設けた上で、無許可で経口補水液と表示した商品を販売した場合、景品表示法違反で行政処分の対象とすると発表しました。

この内容は画期的なもので、これまでの科学的根拠のない自称「経口補水液」と名乗った製品から消費者を守ることになります。

ORSをむやみやたらに摂取することで、健康を害することがあることは前述したとおりです。今後の動向を見守りたいと思います。

36 経口補水液はこうして選ぶ

近年は、いろいろな会社から「経口補水液」と称した商品が発売されるようになりました。しかし、前述したように、今後は経口補水液（ＯＲＳ）の名称を安易に商品に付けられなくなることが予想されます。

いずれにしても、消費者も販売者も商品の名称に踊らされてＯＲＳを選択すべきではありません。ここでは「こうやって経口補水液を選んでほしい」という私の考えを述べます。

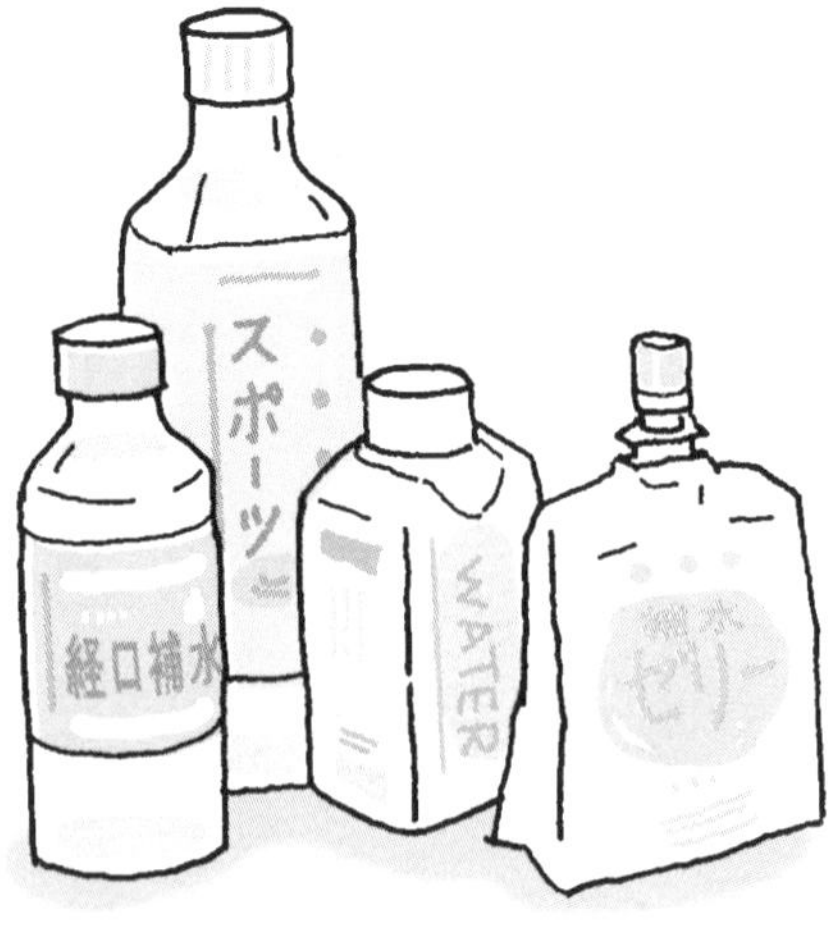

●成分がWHOが示す経口補水液の基準に準じていること

ナトリウムイオン・ブドウ糖共輸送機構（SGLT1）の機能を促進させ、失われた体液を補うためには、次の3つの条件を満たしている成分からなるORSを選択しましょう。

❶モル濃度比が、ナトリウム：ブドウ糖＝1：1～2
❷浸透圧が血液（280 mOsm/L）に近いか、または低め
❸汗や下痢・嘔吐で失われるカリウムを含んでいる

●病者に使用する場合は個別評価型を選択

脱水症治療など医療機関で使用する場合には、「個別評価型」を選択しましょう。

個別評価型は、そうでないものと比べて価格が高くなります。しかし、個別評価型は、医学的な臨床研究の結果から科学的根拠が示された製品です。さらには、きちんとした指導をともなった販売法が求められています。

個別評価型の正式名称は、「消費者庁許可・特別用途食品個別評価型病者用食品」と

なります。これらに分類された飲料では、許可を受けた表示内容に、「脱水症のための食事療法（経口補水療法）に用いるための経口補水液である」という内容を明記できます。

医師、看護師、薬剤師、管理栄養士および登録販売者の指導に従って飲んでもらいます。

主に病院、薬局、ドラッグストアで購入できます。

以下に、個別評価型の製品を示します。

【オーエスワン® OS1】（株式会社大塚製薬工場）

2004年に経口補水液として初めて個別評価型病者用食品の表示許可を取得しました。現在、わが国で最も多く使用されている経口補水液です。

病院や施設における有用性に関する臨床データも豊富です。

許可表示として「感染性腸炎、感冒による下痢・嘔吐・発熱を原因とした脱水症、高齢者の経口摂取不足を原因とした脱水症、過度の発汗を原因とした脱水症等のための食事療法（経口補水療法）に用いる経口補水液」と表示してよいという許可を受けて

オーエスワンが許可を受けた表示内容

許可表示
オーエスワンは、脱水症のための食事療法（経口補水療法）に用いる経口補水液です。軽度から中等度の脱水状態の脱水における水・電解質の補給・維持に適した病者用食品です。下記の状態等を原因とした脱水症の悪化防止・回復、脱水症の回復後も下記の状態等における水・電解質の補給、維持にご利用ください。 • 感染性腸炎、感冒による下痢・嘔吐・発熱 • 高齢者の経口摂取不足 • 過度の発汗 また、脱水を伴う熱中症にもご利用ください。

います。

さらに、「脱水症の悪化防止・回復」「脱水をともなう熱中症」などを含む表示許可も取得しました。現在の表示は、上のようになっています。

後述する、病院で実施される術前経口補水療法にも、多くの施設でオーエスワンが使用されています。

ゼリータイプ、粉末タイプなど形状も豊富で、さらにアップル風味が追加されました。

【アクアライトオーアールエス®】（和光堂株式会社）

2005年10月に発売され、乳幼児のウイルス性感染性胃腸炎にともなう下痢・嘔吐・発熱による脱水状態の改善に対して、浸透圧をより低くした製品です。同製品も、個別評価型病者用食品の許可を受けており、基礎実験による有用性のデータが示されています。許可表示として「ウイルス性の感染性胃腸炎による下痢・嘔吐・発熱をともなう脱水状態における水分・電解質の補給に適しています」と表示してよいという許可を受けています。形状は、液体カートカンです。

●経口補水液の組成に準じていて、手軽に摂取させたい場合

個別評価型の許可表示は取得していないものの、成分がＷＨＯのＯＲＳ組成に準じた製品も販売されています。

これらの製品は一般食品に分類されるので、病院・薬局以外での販売が可能です。そのため、消費者は手軽に購入できるメリットがあります。

その一方、むやみやたらに摂取できてしまうリスクもともなうので、販売者側も可能な限り個別評価型に準じた扱いで販売することが望まれます。

【明治アクアサポート®】（株式会社明治）

一般食品なので、表示は「水・電解質補給飲料」となっています。ナトリウムイオン

濃度は50mmol/Lで、クエン酸イオンが豊富なことと、リンゴ風味が加えられたことが特徴です。形状は液体で、ペットボトルです。

【アクアソリタ®】(味の素株式会社、ネスレ日本株式会社)

ナトリウムイオンを少なめにおさえ、同時に炭水化物濃度（カロリーのもと）も少なめにすることで補水効果を保っています。結果的には塩分とカロリーが少なめになっています。

形状はペットボトル、ゼリータイプがあります。脱水症の治療というよりは、予防的な水分補給として適していると考えられます。

Key message

- 病者には、個別評価型を選択。
- 製品の成分をよく確認。
- 薬品や一般食品もある。

国内で発売されている主な経口補水液、経口補水顆粒の組成

製品名等	発売元	分類	ナトリウム（Na^+）(mmol/L)	カリウム(K^+)(mmol/L)	炭水化物（g/dL）	ブドウ糖（mmol/L）	Na^+とブドウ糖のモル濃度比（倍）	浸透圧（mOsm/L）
OS-1	大塚食品工場	特別用途食品	50	20	2.5	100	2.0	260
アクアサポート	明治	一般食品	50	20	2.3	111	2.2	257
アクアライトORS	和光堂	特別用途食品	35	20	5.0	100	2.9	200
アクアソリタ	味の素	一般食品	35	20	1.8	63	1.8	175

37 熱中症と経口補水療法

●熱中症の治療における経口補水療法（ORT）の活用

熱中症と診断されたら、重症熱中症により生ずる臓器障害を防ぐために、早急な冷却と脱水症に対する治療が望まれます。

特に、脱水症からの回復のためには、速やかな水・電解質補給（補水）が必要です。補水は、患者に意識障害がなく経口的に飲水が可能な場合は、ORTが第一選択の治療法となり、そうでない場合には輸液療法が選択されます。

熱中症の重症度分類にあてはめてみると、意識障害をともなわないI度に対してはORTが適応で、臓器障害をともなうIII度に対しては輸液療法が適応と考えられます。

Ⅱ度に対しては、意識レベルおよび全身状態に応じてＯＲＴまたは輸液療法が実施、あるいは併用されます。

熱中症の予後は、臓器障害の進行度に依存し、神経障害は不可逆的な障害を残します。これらの障害を防ぐためには、可及的速やかな体温の低下と補水が望まれます。輸液療法の補水効果は迅速かつ確実である半面、医師や看護師による輸液路の準備および確保が必要です。

一方、ＯＲＴに際しては、医療機関への搬送や輸液路の準備が必須ではなく、飲水さえ可能であれば、現場においても実施可能です。迅速かつ確実、そして簡便な補水方法として、ＯＲＴは熱中症の治療において大きなメリットがあります。

急性腸炎の治療において、輸液路の確保が困難な場合が多い小児患者などでは、ＯＲＴは輸液療法よりも迅速な補水が可能であることが報告されています。

万が一、集団が暑熱環境に曝露され多数の熱中症患者が発生した場合、ＯＲＴを活用することで、限られた医療資源（人や資材）を温存することが可能になります。

地球温暖化および超高齢社会に突入した現在、熱中症は社会的な問題ともなっています。熱中症の病態をよく理解して経口補水液を活用していくことが、問題解決の一助になるでしょう。

●熱中症と診断されたらＯＲＴ

熱中症と診断された時点では脱水症をともなっているので、治療としてＯＲＴが選択されます。医師が治療の指針とする「熱中症診療ガイドライン２０１５」においては、熱中症の治療の第一選択はＯＲＴと明記されています。

しかしながら、熱中症を予防するために経口補水液を摂取する必要はありません。

●熱中症の重症度分類を理解する

日本神経救急学会では、熱中症を重症度に応じて3段階に分類しています。

【Ⅰ度（軽度）熱中症】

熱中症でも症状が軽いものがⅠ度熱中症です。脱水症状がメインで、体温上昇は軽

熱中症の重症度分類
（日本神経救急学会）

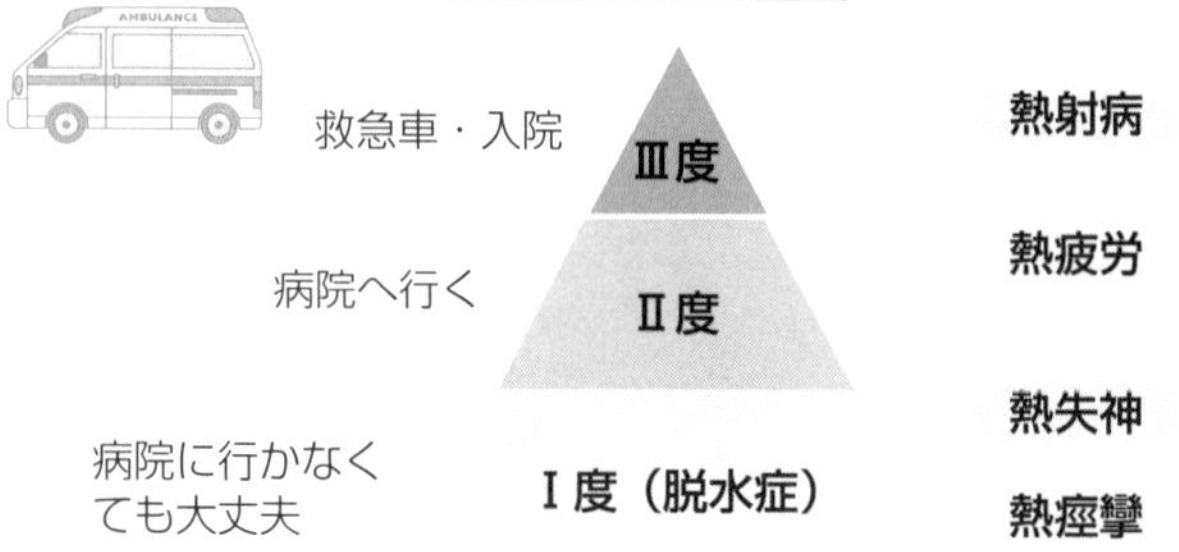

度な状態です。脳の血流不足によるめまい・立ちくらみ、消化器への血流不足による食欲低下・腹痛・便秘・下痢が見られます（熱失神）。また、電解質不足により筋肉痛・筋力低下・こむら返りなどが見られます（熱けいれん）。

【Ⅱ度（中等度）熱中症】

症状が中くらいのものがⅡ度熱中症です。脱水症状に加えて、体温上昇が認められます。脳に行く血流が高くなるために頭痛・吐き気・嘔吐が、全身への血流が高くなるために全身倦怠感・疲労感が出現します（熱疲労）。

【Ⅲ度（重度）熱中症】

熱中症で最も症状が重いものがⅢ度熱中症です。異常高体温となり、タンパク質の変性をともなう多臓器障害を生じます（熱射病）。たとえ回復しても、臓器障害などの後遺症が残ることが多いです。

●熱中症の重症度に応じた対応

日本神経救急学会が、従来の分類（熱けいれん、熱失神など）に変えて重症度分類を実施した理由は、重症度に応じた治療方針を明確に示すためでした。

すべての重症度に共通した初期治療は、暑熱環境の回避と体温を低下させることです。さらには、併存する脱水症に対して速やかにＯＲＴが実施されます。

熱中症の予後は、臓器障害の進行度に依存し、神経障害は不可逆的な障害を残します。これらの障害を防ぐためには、可及的速やかな体温の低下と補水が望まれます。

【Ⅰ度熱中症への対処】

Ⅰ度熱中症は脱水症状が主体なので、初期治療を実施しながらＯＲＴを速やかに開始します。できるだけ、熱中症の早期に素早くＯＲＳ５００ミリリットルを摂取させます。その後さらに、５００ミリリットルをゆっくりと摂取させます。

【Ⅱ度熱中症への対処】

Ⅱ度熱中症は脱水症状に加えて体温上昇が見られます。初期治療に加えて、意識レベルおよび全身状態に応じてＯＲＴまたは輸液療法が実施されます。場合によっては両治療が併用されることもあります。

【Ⅲ度熱中症への対処】

Ⅲ度熱中症では臓器障害をともなうので、初期治療に加えて集中治療管理が必要となり、水分補給は輸液療法が適応になります。

●熱中症治療におけるORSの温度

ORSの摂取温度に関しては、熱中症で高体温をともなう場合には、凍らない程度に冷やすことが好ましいでしょう。高体温をともなわない場合にはORSの摂取量を維持することが大事なので、ORSは患者が摂取しやすい温度で提供されるべきです。決して、冷やすことに固執しないでください。

●熱中症治療における水分補給の注意点① 水中毒には注意、牛乳は禁忌

熱中症にともなう脱水症からの改善および治療として、大量の真水だけをとることは大変危険です。いわゆる水中毒（希釈性低ナトリウム血症）を起こし、痙攣・意識障害などを生じます。目安としては、1時間に1000ミリリットル以上の真水だけを摂取

した場合は〝危険〟と考えてください。

意外に知られていないこととして、熱中症になった場合には牛乳やアミノ酸を摂取させてはいけないことです。

2010年にオハイオ州立大学誌に掲載された論文では、「熱中症になってから、タンパク質を多く含んだ食事は体温を上げ、代謝を亢進させ水分を消費させるので避けるべき」としています。

熱中症で体温が上昇したときに摂取することは避けるようにしてください。

●熱中症治療における水分補給の注意点② 塩分タブレットだけでは危険

熱中症では、発汗により中等度以上（Ⅱ度、Ⅲ度）では嘔吐や下痢によっても多量の塩分が失われています。そのため、塩分を補おうとして、塩分タブレットや塩飴を摂取させようとすることがあります。

しかし、それらは塩分補給効果としては少ないし、何よりも吸収が遅いので迅速な塩分補給は期待できません。

労働中の熱中症予防の指針では、「塩のタブレットは、吸収されて全身に行き渡るまでに時間がかかるので推奨しない」とされています。

その理由は、塩分の吸収は小腸で行われるためです。塩分だけを摂取させても、小腸に到達するためには、長い時間を要します。さらには、塩分はナトリウムイオン・ブドウ糖共輸送機構（ＳＧＬＴ１）により吸収されるので、単体では吸収効率も悪いことがわかります。

それでは、どう摂取させればよいのでしょうか。

答えは、塩分を摂取させる場合には、同時に多量の水を摂取させることです。具体的には塩分1グラムに対して水５００ミリリットル程度の摂取が推奨されます。

●日本救急医学会「熱中症診療ガイドライン2015」

前述したとおり、熱中症に関する日本救急医学会「熱中症診療ガイドライン２０１５」において、「熱中症の予防・治療には何を飲めばよいか」というクリニカルクエスチョン（ＣＱ）に対して、次のような回答が示されています。

回答：「塩分と水分の両者を適切に含んだもの（0・1～0・2％の食塩水）が推奨。現実的には市販の経口補水液が望ましい」

そして本文中には、熱中症では水とともにナトリウムイオンなど電解質の喪失があるので、ナトリウムイオン欠乏性脱水が主な病態であり、水の補給に加えて適切な電解質の補給が重要であることが記載されています。

そのため、熱中症の徴候を認めた際には、特に食塩と水が適切に配合されたＯＲＳを用いることが適切であるとも記載されています。

具体的な推奨製品として、**乳幼児〜成人にはオーエスワンを、乳幼児にはアクアライトオーアールエス**が挙げられています。

推奨されている飲水量は高齢者を含む学童から成人が500〜1000ミリリットル／日、幼児が300〜600ミリリットル／日、乳児が体重1キログラムあたり30〜50ミリリットル／日が目安とされています。

●熱中症における具体的なＯＲＴの実施目安

次の図は、熱中症を呈した患者へのＯＲＴ実施目安を示しています。

まずは、熱中症と確信がもてたら重症度判定をします。

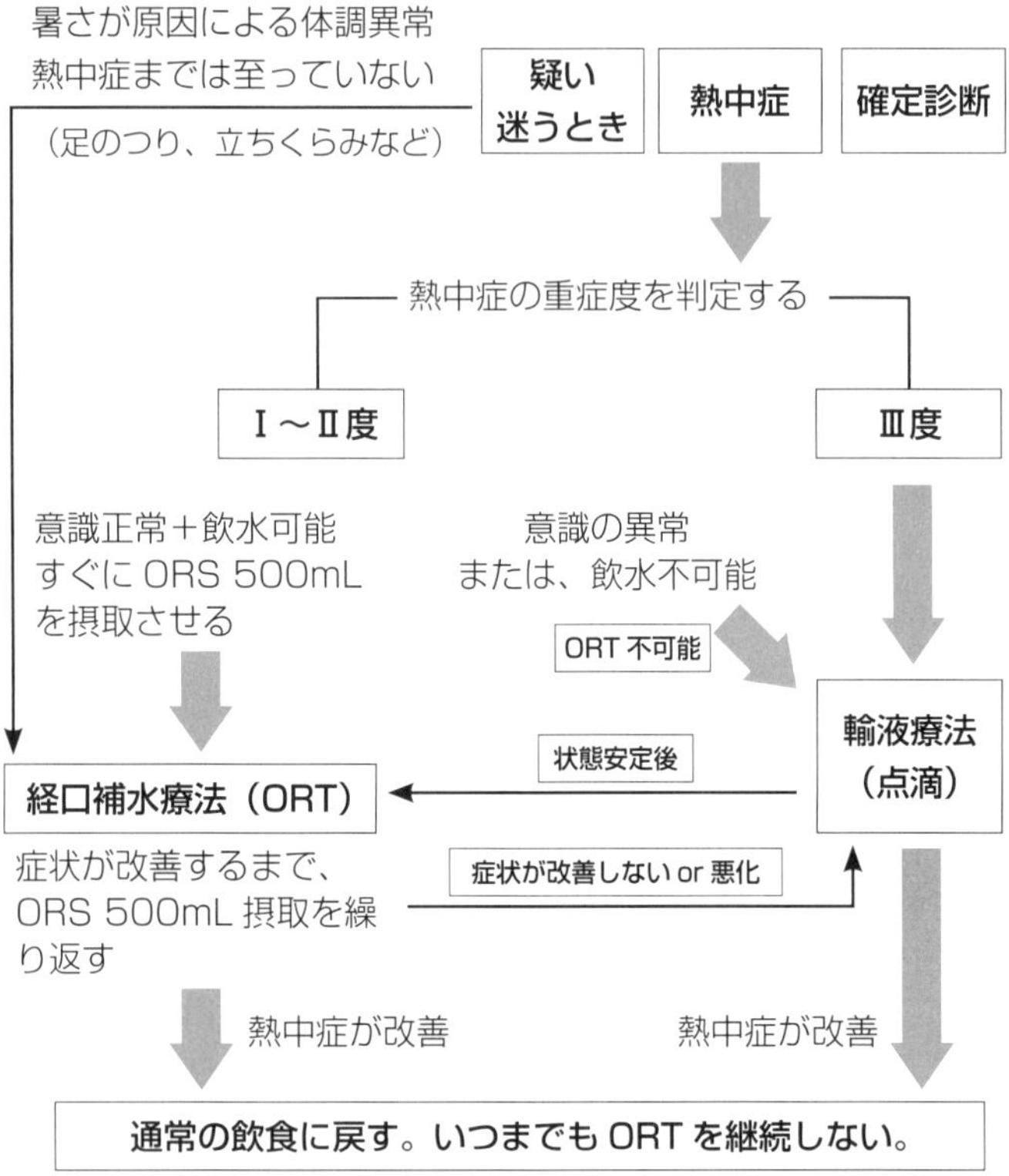

熱中症を呈した患者への ORT の実施目安（筆者の提案）

Ⅰまたは Ⅱ度熱中症であれば、すぐにＯＲＳを５００ミリリットル摂取させます。Ⅲ度であれば、医療機関で輸液療法を受けます。

ＯＲＴは症状が改善するまで繰り返し、改善したら通常食へ切り替えます。改善しない場合、あるいは悪化してきた場合には医療機関へ搬送します。

足のつりや立ちくらみなどがあるけれども、熱中症か否か迷ったときには、明らかに暑さが原因であればＯＲＴを実施してください。早すぎて悪いことは何もありません。

Key message

- 熱中症は重症度分類に従い治療方針を決定。
- 脱水症状があるⅠ度、Ⅱ度熱中症には積極的にＯＲＴを実施。
- 熱中症を疑ったら、可及的速やかにＯＲＴを開始。

おわりに――私のライフワーク「術前経口補水療法」

本書でも多く取り上げた経口補水療法（ＯＲＴ）は、私のライフワークです。そして、私はＯＲＴの専門家です。自称ではなく、多くの原著論文を発表しているからです。

医学博士論文となった『術前経口補水療法（PO-ORT）』がその始まりでした。ＰＯ－ＯＲＴから脱水症、熱中症と、ＯＲＴを専門とする医師といってよいでしょう。

●麻酔科医とＯＲＴとの出会い

ＯＲＴとの出会いは偶然でした。

経口補水液（ＯＲＳ）は、栄養領域の製品であり、麻酔科医は通常は扱いません。しかし、現在では、麻酔科医でその言葉を知らない人はいないでしょう。そのきっかけについてお話しましょう。

私が神奈川県立がんセンター（横浜市旭区）に、麻酔科常勤医師として勤務していた

２００５年に、栄養サポートチーム（nutrition support team：NST）チェアマン（議長）に就任しました。もともと、集中治療医として栄養管理には興味があったので、その流れでＮＳＴの立ち上げを担当させてもらいました。

その頃、栄養関連業者の病院担当者が訪問して来ました。そして、栄養領域の専門家としての私に「経口補水液という製品がわが国でも発売されました。貴院においても、栄養管理にいかがでしょう？」とお話をいただきました。そのときは「へぇ〜、こういう水分補給法があるんだ」くらいの印象でした。

麻酔科医としての clinical question（CQ）

当時は麻酔科医として毎日、手術室で麻酔をかけていることが仕事でしたが、なんとなく不思議に思いながらも追求することなく日々もっていたクリニカル・クェッション（clinical question：CQ）がありました。それは、

「術前の絶飲食は、安全のために必要なのはわかるけれど、こんなに長い時間、本当に必要なのだろうか？」

術前は絶飲食期間を長くとる必要があるために、以下のような影響が出ていました。

❶患者は、強い口渇感、空腹感、不安感
❷脱水状態で手術室へ
❸麻酔薬の使用で必ず、循環抑制
❹輸液療法が実施されている場合もあり
❺鎮静するために、ストレッチャーで手術室へ来る場合もあり

これらって、本当に必要なのだろうか？

新人麻酔科医は、先輩麻酔科医にさまざまな指導を受けます。数々のこわい経験談も伺います。そうやって、危機管理を学びながら麻酔科医も成長していくのです。

その中で、よく出てきた話が、メンデルソン（Mendelson）症候群です。１９４６年にメンデルソンは、産科麻酔の際に固形物ないし流動物を含んだ胃内容物の誤嚥によって生ずる「誤嚥性肺炎」を報告しました。臨床症状として、呼吸困難、チアノーゼ、頻脈、時に喘息様症状等がその主なものです。

このため、全身麻酔の前には24～48時間の絶飲食期間が必要であるとしました。これに従い、手術前夜の21時くらいからの絶飲食や術前輸液療法が実施されていました。

しかし、その後の多くの研究結果から、固形物は6時間、清澄水は2時間以上あければ胃内容物は妊産婦でも排出することが明らかにされ、現在の各国のガイドラインが出来上がりました。

しかし、わが国にガイドラインは存在していませんでした。私は２００７年の欧州静脈経腸栄養学会(ESPEN)にて術後早期回復プログラム学会（ERAS society）を牽引していたフィーロン教授（Pro. Fearon）とオーレ・ユンキスト教授（Pro. Olle Ljungqvist）の2人に、わが国においても術後早期回復プログラム（ＥＲＡＳ）プロトコルを導入すべきである旨の助言を受けました。

フィーロン教授は、ＥＲＡＳプロトコルのオリジナルとなる論文を、オーレ・ユンキスト教授は、術前炭水化物負荷に関する多くの論文を公表していました。

その2人の助言を受け、私は、わが国でＥＲＡＳプロトコルを導入するには、「術前絶飲食ガイドライン」を作成する必要があると考えました。当時は、わが国には驚くことに、術前絶飲食ガイドラインが存在していなかったのです。

●偶然の3つの出会いが、麻酔科医と経口補水液を結びつけた

先に述べたCQを解決するには、まずは絶飲食ガイドラインを作ろう。同じ絶飲食を解禁するならば、術前の脱水症も予防したい。わが国は保守的だから、1例でも胃の中に残っていたら元に戻ってしまう。確実に胃内から排出が速い飲料で研究しよう。こんな思いでした。

そこで、私の脳裏に**脱水症⬇水・電解質補給効果⬇胃内から排出が速い⬇経口補水療法**という構図が浮かびました。

「ERASを始めるにはガイドラインを作る」

そこで、術前経口補水療法に関する臨床研究として、単施設および多施設共同研究を実施しました。

これらの研究結果により、術前飲水の安全性が示され、2012年に公益社団法人日本麻酔科学会から**術前絶飲食ガイドライン**を公表するに至ったのです。

まさに、奇跡的なNST、麻酔科医、ERASという3つの出会いから術前経口補水療法が生まれたのでした。

私の専門分野は、麻酔科医としての周術期（入院〜手術前中後）管理です。特に、体液・栄養・疼痛管理です。術前経口補水療法がメジャーデビューしたおかげで、現在では、脱水症や熱中症の分野でも知られるようになりました。

２００５年から２００９年までの偶然の３つの出会いがなければ、今頃、わが国の麻酔科領域で経口補水液がメジャーになっていることはなかったでしょう。

偶然かもしれませんが、ＯＲＴの専門家って、わが国に私以外は少ないようです。そのために、多くのマスコミから声をかけられ、臨床医としての仕事以外に、講演や執筆に多忙な日々を送っています。私にとってＯＲＴはまさにライフワークとなりました。そして、本書を執筆できる幸せな機会をいただくことができました。

本書執筆にあたり、専門的な要素をできるだけわかりやすく記述することを心掛けましたが、不明な点などございましたら、私の表現力不足とご寛容ください。

最後までお付き合いいただきありがとうございました。

著者

あなたの水分管理チェックシート：体調不良時

今の体重		kg
摂取している 飲水量		mL/日
今のツルゴール		秒
今の爪毛細血管 再充満時間		秒
今の食間の水分 摂取		mL
モニタリング 項目	□ 疲労感が残らない □ 食欲が保たれている □ 睡眠がよくとれている □ パフォーマンス（仕事、運動、勉強など）に満足	

体調が良いときと比べて各項目が異なっていたら、脱水症の可能性が高くなります。
経口補水液による水分補給を始めましょう。
飲めなかったり、体調に自信がない場合には医療機関を受診しましょう。

【付録1】

あなたの水分管理チェックシート：健常時

体調が良いときの体重		kg
基礎必要水分量	4－2－1ルールから	mL/日
必要な飲水量	基礎必要水分量の半分	mL/日
体調が良いときのツルゴール		秒
体調が良いときの爪毛細血管再充満時間		秒
食間の水分摂取		mL
モニタリング項目	□ 疲労感が残らない □ 食欲が保たれている □ 睡眠がよくとれている □ パフォーマンス（仕事、運動、勉強など）に満足	

体調が良いときにこのシートを埋めておきましょう。
体調が悪いとき、その原因が脱水症か否かの判断につながります。

【付録2】

脱水症を見つけ出すためのフィジカルアセスメント

最後に、読者のみなさんに脱水症の診断を行う方法の解説動画をプレゼントしましょう。

脱水症のチェック方法をわかりやすく説明しています。

ぜひこの動画をみて、脱水症を見つけるフィジカルアセスメントを学んでください。

〈著者紹介〉

谷口 英喜（たにぐち ひでき）

済生会横浜市東部病院患者支援センター長兼栄養部部長　医学博士

1991 年 福島県立医科大学医学部卒業後、横浜市立大学医学部麻酔科入局。同附属病院救命救急センター、集中治療室、神奈川県立がんセンター麻酔科などで勤務。
2011 年 神奈川県立保健福祉大学保健福祉学部栄養学科教授。
2016 年 済生会横浜市東部病院 患者支援センター長兼栄養部部長。東京医療保健大学大学院客員教授、慶應義塾大学麻酔科学教室非常勤講師。
現在、臨床業務、臨床研究、大学院教育、講演活動を継続し、臨床栄養の生涯教育サイト谷口ゼミ（https://taniguchi-seminar.com/）を開塾し、医療従事者の生涯教育に力を注いでいる。

〈学会専門医資格〉

麻酔科認定指導医、麻酔科機構専門医、日本集中治療医学会専門医、日本救急医学会専門医、日本静脈経腸栄養学会指導医、日本外科代謝栄養学会教育指導医。

〈専門〉

麻酔・集中治療、術後回復促進策、臨床栄養、周術期体液管理・栄養管理、がんと栄養管理、集中治療分野における栄養管理、経口補水療法、熱中症対策、脱水症、かくれ脱水。

〈学位論文〉

「経口補水療法を応用した術前体液管理に関する研究」

〈学術論文〉

経口補水療法、脱水症に関する原著論文、総説など、和文および英文とも多数執筆。

〈マスコミ〉

脱水症・熱中症・周術期管理の専門家として、NHK などを中心に 200 回以上、ラジオ・新聞へのコメントでそれぞれ 100 回以上出演・掲載。

■イラスト　いなのべいくこ
■カバーデザイン　熊谷 有紗（オセロ）
■本文デザイン　岩井 峰人

いのちを守る水分補給

2023年6月25日　初版　第1刷　発行

著　者　谷口 英喜
発行者　安田 喜根
発行所　株式会社 評言社
東京都千代田区神田小川町2-3-13 M&Cビル3F
（〒101-0052）
TEL 03-5280-2550（代表）　FAX 03-5280-2560
https://hyogensha.co.jp
印　刷　中央精版印刷 株式会社

ISBN978-4-8282-0737-7 C0077
定価はカバーに表示してあります。
落丁本・乱丁本の場合はお取り替えいたします。